走进大学
DISCOVER UNIVERSITY

什么是口腔医学？

WHAT IS STOMATOLOGY?

韩向龙 主审
张凌琳 主编
任倩 王琨 蒋雪莲 副主编

大连理工大学出版社
Dalian University of Technology Press

图书在版编目(CIP)数据

什么是口腔医学？/ 张凌琳主编. -- 大连：大连理工大学出版社，2025.1. -- ISBN 978-7-5685-5256-1

Ⅰ. R78-49

中国国家版本馆 CIP 数据核字第 20249P0K32 号

什么是口腔医学？
SHENMESHI KOUQIANG YIXUE？

出 版 人：苏克治
策划编辑：苏克治
责任编辑：张　泓
责任校对：李宏艳
封面设计：奇景创意

出版发行：大连理工大学出版社
　　　　　（地址：大连市软件园路80号，邮编：116023）
电　　话：0411-84707410　0411-84708842（营销中心）
　　　　　0411-84706041（邮购及零售）
邮　　箱：dutp@dutp.cn
网　　址：https://www.dutp.cn

印　　刷：辽宁新华印务有限公司
幅面尺寸：139mm×210mm
印　　张：5.125
字　　数：93千字
版　　次：2025年1月第1版
印　　次：2025年1月第1次印刷
书　　号：ISBN 978-7-5685-5256-1
定　　价：39.80元

本书如有印装质量问题，请与我社营销中心联系更换。

出版者序

高考，一年一季，如期而至，举国关注，牵动万家！这里面有莘莘学子的努力拼搏，万千父母的望子成龙，授业恩师的佳音静候。怎么报考，如何选择大学和专业，是非常重要的事。如愿，学爱结合；或者，带着疑惑，步入大学继续寻找答案。

大学由不同的学科聚合组成，并根据各个学科研究方向的差异，汇聚不同专业的学界英才，具有教书育人、科学研究、服务社会、文化传承等职能。当然，这项探索科学、挑战未知、启迪智慧的事业也期盼无数青年人的加入，吸引着社会各界的关注。

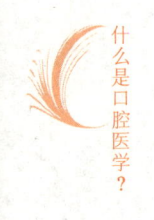

在我国，高中毕业生大都通过高考、双向选择，进入大学的不同专业学习，在校园里开阔眼界，增长知识，提升能力，升华境界。而如何更好地了解大学，认识专业，明晰人生选择，是一个很现实的问题。

为此，我们在社会各界的大力支持下，延请一批由院士领衔、在知名大学工作多年的老师，与我们共同策划、组织编写了"走进大学"丛书。这些老师以科学的角度、专业的眼光、深入浅出的语言，系统化、全景式地阐释和解读了不同学科的学术内涵、专业特点，以及将来的发展方向和社会需求。希望能够以此帮助准备进入大学的同学，让他们满怀信心地再次起航，踏上新的、更高一级的求学之路。同时也为一向关心大学学科建设、关心高教事业发展的读者朋友搭建一个全面涉猎、深入了解的平台。

我们把"走进大学"丛书推荐给大家。

一是即将走进大学，但在专业选择上尚存困惑的高中生朋友。如何选择大学和专业从来都是热门话题，市场上、网络上的各种论述和信息，有些碎片化，有些鸡汤式，难免流于片面，甚至带有功利色彩，真正专业的介绍尚不多见。本丛书的作者来自高校一线,他们给出的专业画像具有权威性,可以更好地为大家服务。

二是已经进入大学学习,但对专业尚未形成系统认知的同学。大学的学习是从基础课开始,逐步转入专业基础课和专业课的。在此过程中,同学对所学专业将逐步加深认识,也可能会伴有一些疑惑甚至苦恼。目前很多大学开设了相关专业的导论课,一般需要一个学期完成,再加上面临的学业规划,例如考研、转专业、辅修某个专业等,都需要对相关专业既有宏观了解又有微观检视。本丛书便于系统地识读专业,有助于针对性更强地规划学习目标。

三是关心大学学科建设、专业发展的读者。他们也许是大学生朋友的亲朋好友,也许是由于某种原因错过心仪大学或者喜爱专业的中老年人。本丛书文风简朴,语言通俗,必将是大家系统了解大学各专业的一个好的选择。

坚持正确的出版导向,多出好的作品,尊重、引导和帮助读者是出版者义不容辞的责任。大连理工大学出版社在做好相关出版服务的基础上,努力拉近高校学者与

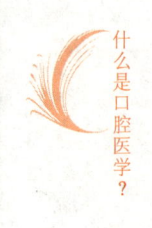

读者间的距离,尤其在服务一流大学建设的征程中,我们深刻地认识到,大学出版社一定要组织优秀的作者队伍,用心打造培根铸魂、启智增慧的精品出版物,倾尽心力,服务青年学子,服务社会。

"走进大学"丛书是一次大胆的尝试,也是一个有意义的起点。我们将不断努力,砥砺前行,为美好的明天真挚地付出。希望得到读者朋友的理解和支持。

谢谢大家!

苏克治
2021 年春于大连

前　言

口腔健康与人们的生活质量和幸福指数息息相关。俗话说"牙疼不是病,疼起来真要命",也反映了这一点。2016年,中华人民共和国卫生健康委员会提出"三减三健",其中就有健康口腔。2019年,中华人民共和国卫生健康委员会又专门提出健康口腔行动方案,进一步加强健康口腔工作,提升群众口腔健康意识和行为能力,助力健康中国建设。以上种种充分体现了口腔健康和口腔医学的重要性。

提到口腔医学,可能大多数人会认为它就是研究牙齿的学科。的确,早期口腔医学被称为"牙医学",其主要研究对象是牙齿。但随着医学的不断发展,口腔医学的研究范围从最早的牙齿逐步扩大到对咀嚼器官和口颌系

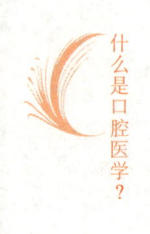

统等的研究。

我国口腔医学源远流长。植毛牙刷、银膏补牙法、砷剂失活牙髓法、牙齿再植术都彰显着中国智慧。新中国成立后，我国口腔医学蓬勃发展，从基础理论到临床技术，从医学教育到人才培养，从医学院校的设立到专科仪器设备的更替，都取得了飞跃发展，逐步形成了既与国际接轨又具有中国特色的现代口腔医学体系。在口腔医学人才培养方面，加大了通识课程、基础医学课程与医学临床课程的比重，学科内涵更加丰富，为培养高素质口腔医学拔尖创新人才打下坚实基础。

《什么是口腔医学？》从口腔医学的发展出发，详细介绍了口腔医学的前世今生、学科范畴和学生培养，最后提到了口腔医学生的成长历程，条理清晰、通俗易懂。希望本书能够帮助广大读者了解口腔医学，认识口腔医学，激发他们对口腔医学的兴趣与热爱。书中不妥之处，也请读者斧正。

编　者
2024 年 8 月于成都

目　录

口腔医学的前世今生 / 1

口腔医学的历史进程 / 1

牙医学的起源 / 2

中国古代牙医学 / 4

牙医学与口腔医学 / 10

中国现代口腔医学 / 11

中国现代口腔医学的建立 / 12

中国现代口腔医学的发展 / 13

口腔医学的未来发展 / 16

口腔医学的数字化转型 / 16

口腔医学的多学科融合 / 21

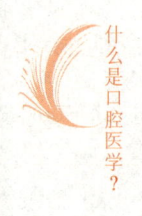

口腔医学的国际化发展 / 22

口腔医学专业大揭秘 / 24

口腔基础医学——解锁口腔奥秘的钥匙 / 25
口腔基础医学学什么？/ 26
口腔基础医学知识的临床应用 / 31

口腔内科学——跳动在指尖的艺术 / 32
口腔内科学学什么？/ 33
口腔内科医生的"十八般武艺" / 41

口腔颌面外科学——刀光与剑影的博弈 / 48
口腔颌面外科学学什么？/ 49
口腔颌面外科医生的绝技 / 54

口腔修复学——化腐朽为神奇的魔法 / 61
口腔修复学学什么？/ 63
口腔修复医生的"以假乱真" / 64

口腔正畸学——悄然变美的流量密码 / 72
口腔正畸学学什么？/ 74
口腔正畸医生的变美法宝 / 80

口腔医学美学——科学与艺术碰撞的火花 / 82
口腔医学美学学什么？/ 84
口腔疾病与美学治疗 / 92

口腔医学生的攻读之路 / 96

口腔医学专业概述 / 97
口腔医学学位设置 / 97
口腔医学学科体系 / 98
口腔医学人才培养 / 100

口腔医学专业的招生与就业 / 102
口腔医学专业全国招生概况 / 102
口腔医学专业全国就业概况 / 103

口腔医学本科生教育 / 104
口腔医学5年制 / 104
口腔医学5年制("5+3"一体化) / 105
口腔医学8年制 / 107

口腔医学研究生教育 / 109
口腔医学硕士研究生 / 109
口腔医学博士研究生 / 110
主要研究方向 / 110

口腔医学毕业后教育 / 111
口腔医学毕业后教育的必要性 / 112
口腔医学毕业后教育的主要方式 / 113

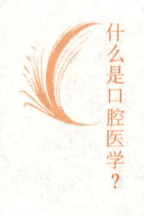

口腔医学生的成长之路 / 116

天将降大任于是人也 / 116

职业规划的目的与理论基础 / 116

口腔医学生的核心岗位胜任力 / 119

口腔医学生的职业生涯规划 / 122

路漫漫其修远兮 / 125

青出于蓝而胜于蓝 / 127

创造力与口腔医学发展 / 127

创造性思维的培养 / 129

扶摇直上九万里 / 132

口腔门诊开业准备 / 133

相关政策法规 / 136

参考文献 / 140

后　记 / 142

"走进大学"丛书书目 / 145

口腔医学的前世今生

口有齿有牙,齿当唇,牙当车。齿相直也,牙相入也。

——《六书故·人四》

从史前文明到近代文明,对牙科疾病的记载贯穿着人类历史,不同的古老文字描述着各种常见牙科疾病,记载着世界早期牙医学的发展历程。古今中外的牙医学及其历史遗产,与日益先进的牙科医疗技术一同推动着口腔医学的建立和发展。

▶▶ 口腔医学的历史进程

口腔医学源自牙医学,是医学的重要组成部分。从古早文字记载,到先者的牙医学探索,再到学科范畴拓

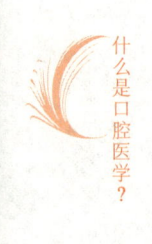

展,中国口腔医学顺时而兴,并随着社会的发展不断进步。

➡➡ 牙医学的起源

关于牙医学的文字记载可以追溯到公元前 7000 年,印度河文明记载了技艺精湛的珠宝工匠使用牙钻治疗牙病,这种治疗方法从现代口腔医学的角度来看仍具有参考价值。公元前 5000 年,苏美尔人用文字记载了龋齿是由一类"牙齿蠕虫"造成的,在古印度、古埃及、古代中国也有相似的记载。直到公元 1300 年的欧洲中世纪,这种说法仍然存在于欧洲,并被当时杰出的法国外科医生吉尔斯·德·乔利阿克(Gilles de Chauliac)极力推崇。

公元前 2700 年,中国人已经使用针灸治疗龋齿引起的牙痛。公元前 16 世纪,古埃及医学中最重要的医药记录——《埃伯斯的纸草文》,记载了多种牙病和牙痛的治疗举措。公元前 700—前 510 年,意大利实施了世界最早的义齿修补术。公元前 1 世纪,古罗马医生 A. C. 赛尔苏斯(A. C. Celsus)最早提出用棉绒或铅填补牙齿,同时提出了牙齿固位术、牙痛治疗术、颌骨骨折治疗术和正畸治疗术。16—17 世纪,基础科学的发展推动着牙医学走向专业化和科学化,显微镜的发明让人类发现定植在牙面上的细菌比整个国家的人还要多。而且在该时期，外科医生的技术和地位逐渐上升，牙外科的治疗不断发展。但由于牙医的工作主要还是由缺乏训练的理发匠承担的，因此牙科学发展缓慢，尚未成为真正的科学。

据史料记载，在中世纪早期，欧洲的牙科手术由受过教育的僧侣实施。理发匠因其剃头使用的工具有利于手术而经常担任僧侣的助手。后来，随着专业的分化，一些理发匠参与到拔牙行业，另有一些理发匠则演变为医学中的外科医生。1655年，外科医生与理发匠组成了"理发匠外科医生"联盟。理发匠加入联盟后，从外科医生那里获得了不少临床经验。他们常到的地方是小村庄或繁忙的市集，在那撑开大伞，摆上桌椅就可以开展牙科的治疗。成功的牙医们则拥有店面，他们的工作除了拔牙，还包括脓肿切开、洁牙等简单的牙科治疗。由于早期牙科从业者大多为理发匠等非专业人员，没有或极少受过专业培训，因而出现很多失败病例。1685年，日耳曼联邦的布兰登堡-普鲁士发布了官方命令，规范柏林"医疗集团"的业务，要求从事牙科执业之前必须通过考试。从此，正规的牙医开始在欧洲出现。

18世纪，皮埃尔·福查（Pierre Fauchard）为惠及所有牙医师，将西方世界所有与牙医相关的资料系统整理，

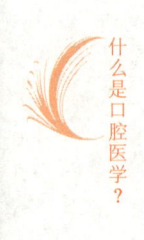

出版了牙科专著《外科牙医学》。这一著作介绍了牙科解剖学、形态学、牙齿异常、龋病的病因与防治、牙周病、赝复牙科学等内容,几乎涵盖了整个牙科范畴。福查终其一生,声誉卓著且备受尊敬,被称为"现代牙科学之父"。他提出的许多新观念与做法,甚至在近三个世纪后的今天仍然适用。这本划时代的专著不仅奠定了法国在牙科学领域一个多世纪的领先地位,还标志着牙医学从外科学中独立出来,成为专业的学术性科学。

19世纪,世界牙科发展逐步具备了稳固的基础、正式的机构、正规的专业教育和正式的科学文献。1839年,世界第一本牙科杂志——《美国牙科学杂志》创刊;1840年,美国的克劳德·哈里斯(Claude Harris)和克里斯托夫·海登(Christopher Hayden)在马里兰州创办了世界第一所牙科学院——巴尔的摩牙学院;1840年,世界第一个正式的牙科机构——美国牙科医师协会宣布成立。自此,世界口腔医学史上具有里程碑意义的"三个第一"标志着牙医学成功地从医学专业中独立出来,形成了一门专业,并成为口腔医学教育的开端。

➡➡ 中国古代牙医学

中国牙医学的起源甚早。作为世界文明古国之一,中国拥有五千年传统文化和悠久的文明史,关于牙齿的记载和典故比比皆是。

早在上古时代,便有"帝喾高辛氏,生而骈齿,有圣德"之说,指的是三皇五帝中的帝喾生来牙齿重叠,这是被记录在册的中国首例牙齿移位患者。所谓"骈齿",通俗来讲就是一种比较整齐的龅牙,自古以来被认为是圣人之像。另有"武王骈齿,是谓刚强"、孔子"龟脊、辅喉、骈齿"均证明"骈齿"作为圣贤之相被古人极力推崇。除此之外,公元前1300年,殷王武丁时代的甲骨卜辞中的记录文字,记载了"疾口""疾舌""疾言""疾齿""龋齿"等50多种与口腔疾患相关的内容。其中,"龋"字的出现是中国最早对龋齿的记载。据载,甲骨文中的"龋"字为牙齿生虫的象形字,下部是口腔中排列整齐的牙齿形象,上部是虫在蛀蚀牙齿,旁边还散落着被虫蚀的牙碎屑。甲骨文关于"龋齿"的记载,作为一份来自三千多年前的牙病记录,在中国乃至世界口腔医学史上都是极其珍贵的资料。

在古代,牙齿的健康和美观是古人对美的重要评价指标之一。《诗经·卫风·硕人》有云"手如柔荑,肤如凝脂,领如蝤蛴,齿如瓠犀",着力刻画了齐女庄姜出嫁卫庄公时的美貌风采。其中"齿如瓠犀"指的就是牙齿如同葫

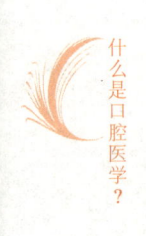

芦籽一样整齐洁白。在没有正畸治疗的中国古代,如此洁白整齐的牙齿定然可谓天生丽质。另有,唐朝韩愈的"君颐始生须,我齿清如冰",以冰拟牙,展现牙齿晶莹光润而质坚的特点。再如,韦应物的"娟娟双青娥,微微启玉齿",欧阳修的"樱唇玉齿,天上仙音心下事",苏轼的"堂中美人雪争妍,粲然一笑玉齿颊",刘希夷的"红脸耀明珠,绛唇含白玉",一应以玉拟牙,形容牙齿如白玉一般无瑕莹润。还有,唐朝文人陆龟蒙《陌上桑》的"皓齿还如贝色含,长眉亦似烟华贴",明初诗人刘基《秦女休行》中的"秦家女儿美且都,齿如编贝唇如朱",均以贝拟牙,将牙齿的洁白整齐比喻为编排整齐的贝壳。

当然,深陷牙病困扰的古人亦数不胜数。南宋豪放派词人辛弃疾在英雄迟暮之时,写出诙谐自嘲的词句"舌在牙先堕,已阙两边厢,又豁中间个",可见老年辛弃疾的牙齿不断松动脱落。南宋爱国诗人陆游在《齿发》中提到,"暮境侵寻岁月遒,齿摇发脱又经秋"。此外,陆游还记录了个人"牙痛史",从"龋齿虽小疾","头痛涔涔齿动摇","齿摇徐自定","当堕未堕齿难留"到"牙齿漂浮欲半空",再到"三齿堕矣吾生休",几乎可以称得上一份牙病发生发展直至转归的完整病历。关于牙病,"唐宋八大家"之一的韩愈更是专门写了一篇《落齿》,从"去年落一牙，今年落一齿"，到"俄然落六七，落势殊未已"，再到"如其落并空，与渐亦同指"。可见韩愈牙齿松动脱落速度之快、数量之多。再如白居易作"老去齿衰嫌橘醋""头痛牙疼三日卧"，对牙齿遇酸敏感和牙髓炎的放射性疼痛刻画得入木三分。

经过数千年的探索与积累，古人在加深对牙齿疾病认识的同时也对症发明了很多治疗方法。牙病的治疗方法，以银膏补牙法、砷剂失活牙髓法、牙再植术为代表，极大地推动了中国古代口腔医学的发展。

❖❖ 银膏补牙法

银汞合金作为牙体修复材料已有较长的历史。据史书记载，中国早在唐代就开始使用银膏修补牙齿。《唐本草》记载了中国最早应用汞合金充填牙齿的方法，"白锡和银箔及水银合成之，凝硬如银，堪补牙齿脱落"，意思是用汞和白锡、银箔等做成的汞合金（汞齐）做补牙的填充剂，这与今天临床使用的银汞合金有相似之处。

❖❖ 砷剂失活牙髓法

甘肃省武威县出土的汉简记载"治千金膏药方"是中国最早的治疗牙痛的膏剂。张仲景在《金匮要略》中记载了以"雄黄、葶苈二味，末之。取腊日猪脂溶，以槐枝绵裹

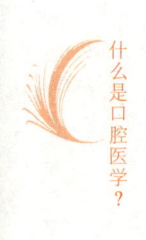

头四五枚,点药烙之",雄黄即硫化砷,这是世界上最早记载用砷剂失活牙髓治疗牙体疾病的方法。之后有唐《外台秘要》记载"必效杀齿虫方:雄黄末,以枣膏和为丸,塞牙孔中,以膏少许置齿,烧铁篦烙之,令彻热,以瘥止"这样治疗齿病的方法。李时珍《本草纲目》中有"砒霜半两,醋调如糊,碗内盛,待干刮下,用粟粒大,绵裹安齿缝,来日取出,有虫自死,久患者不过三日即愈"。这里提到"粟粒大"的用量,"来日取出"的用法都是很科学的。

❖❖ 牙再植术

《太平圣惠方》记载"治牙齿非时脱落,令牢定铜末散:熟铜末,当归,地骨皮,细辛,防风,持罗为散,和铜末同研如粉,以封齿上,日夜三度,二五日后牢定,一月内不得咬着硬物"。这是中国最早有记录的牙再植术,也是世界上关于牙再植术的最早记载。书中对牙再植术的适应证、方法及注意事项都记述得很清楚,这种治疗方法的出现显示出当时口腔疾病的治疗水平。《圣济总录》中称牙再植术为"复安","治牙齿摇落,复安令著""熟铜,当归,地骨皮,细辛,防风五味药,捣研如粉,齿才落时,热粘齿槽中,贴药齿上,五日即定,一月内不得咬硬物"。其所述与《太平圣惠方》关于牙再植术的记载基本一样,只是记录得更详细,明确指出其适应证。

❖❖ 口腔保健

为免受牙病之苦,古人还总结了保健之法用于日常口腔健康的维护,包括叩齿、漱齿、揩齿等。宋代大文豪苏轼留下的文字中便有诸多关于口腔保健的论述,比如《漱茶说》的"浓茶固齿法"、《养生诀》的"叩齿咽津法"、《仇池笔记》的"揩齿固牙法",分别对应漱齿、叩齿和揩齿,可见苏轼口腔保健意识之强烈。前文提到,白居易长期受牙病困扰,故而对叩齿情有独钟,因此便有了"起坐兀无思,叩齿三十六""叩齿晨兴秋院静,焚香冥坐晚窗深"的养生之法。漱齿,类似于今日的漱口,也是古人常用的口腔保健措施。白居易有"绿宜春濯足,净可朝漱齿"之句,说明他对日常漱齿已是司空见惯。另有唐代柳宗元在《晨诣超师院读禅经》中说"汲井漱寒齿,清心拂尘服",宋代王安石"漱甘凉病齿,坐旷息烦襟",陆游"晨兴取涧水,漱齿读黄庭",杨万里"木犀煮泉漱寒齿,残滴更将添砚水",以上均是对漱齿这一口腔保健行为的生动描述。除了漱齿,古人另一口腔保健之法是揩齿,即擦拭牙齿。历代中医发明了多种揩齿粉,其功效类似于今日的牙膏,盐便是其中最常见的一种。唐代王焘《外台秘要》记载"每旦以盐一捻纳口中,以暖水含,和盐揩齿百遍,可长为之,口齿牢密",也就是说每天早上以盐揩齿百遍,可使

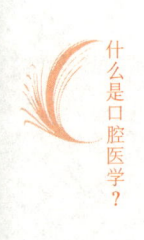

得牙齿牢密;《红楼梦》中也可以看到贾宝玉在晨起时,"忙要青盐擦了牙,漱了口"的描写,"擦牙"即为古人所说的揩齿。关于揩齿的工具,古人最先用手指揩齿,再用杨枝,直到宋代出现了"牙刷"。南宋严用和在《严氏济生方》有载"每日清晨以牙刷刷牙,皂角浓汁揩牙,旬日数更,无一切齿疾",这也是我国古代关于牙刷的最早记录。元末明初诗人郭钰在《郭恒惠牙刷得雪字》中有云:"南州牙刷寄来日,去腻涤烦一金直。短簪削成玳瑁轻,冰丝缀锁银鬃密。"可见古代牙刷的形状、材质、做法等与现代牙刷大体相同。

➡➡ 牙医学与口腔医学

不了解口腔医学的人可能会认为口腔医学就是牙医学,口腔医师就是看牙的医师。实际上,牙齿只是口腔医学研究的一部分。回顾口腔医学发展史不难发现,早期的口腔医学往往被称为"牙医学",其业务主要是拔牙、补牙和镶牙,大都是技术性和操作性的训练,并且集中在牙体上。20世纪中叶开始,由于材料学、生物学和医学发展的深刻影响,牙医学开始超越牙齿本身疾病的范畴,扩大到对咀嚼器官和口颌系统等的研究,进而推动牙医学向口腔医学发展。中国顺应时势发展,率先完成了牙医学向口腔医学的转变，其间离不开数代口腔人锲而不舍的努力。

1950年，中央人民政府卫生部和教育部批复，同意将牙医学更名为口腔医学。1951年，《中华口腔医学杂志》发表《关于口腔医学的命名问题》一文，提出将牙医学变更为口腔医学。自此，口腔医学的教育机构、医疗机构以及医师的正式名称全部更名：牙医学更名为口腔医学，牙医学系更名为口腔医学系，牙科医院更名为口腔医院，牙科门诊部更名为口腔科门诊部，牙科诊所更名为口腔诊所，综合医院的牙科更名为口腔科，牙医师更名为口腔医师。

此举不仅仅是一个术语或一个专业名称的更改，还深刻反映了世界牙医学发展的趋势，表明这一学科的内容和意义已经从牙齿扩大到整个口腔领域，为新中国口腔医学的发展规划出了新范围和新内容，并为中国口腔医学的发展提供了更广阔的学术空间。

▶▶ 中国现代口腔医学

作为世界口腔医学的重要组成部分，中国现代口腔医学与国际接轨但又具有中国特色。中国现代口腔医学教育体系中加大了通识课程、基础医学课程与医学临床

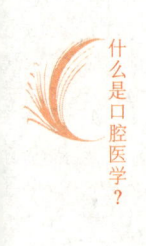

课程的比重,学科内涵更加丰富,进而为培养高素质口腔医学拔尖创新人才打下坚实的学科基础。

➡➡ 中国现代口腔医学的建立

中国现代口腔医学始于1917年华西协合大学牙学院的创立。作为中国现代口腔医学的发源地和人才培养的摇篮,这所学院为中国发展口腔医学教育事业做出了突出贡献。

艾西理·W. 林则(Ashley W. Lindsay)博士毕业于多伦多大学牙学院,1907年获得批准成为加拿大牙医学传教士,后来到四川成都开创牙医学教育。同年秋,林则博士在成都四圣祠仁济医院借用了一个小房间,设立了仁济牙科诊所,自此翻开了中国口腔医学史上崭新的一页。鉴于林则博士的勤劳、热心与民众所需,当时的政府准许他在四圣祠礼拜堂左侧修建一所独立的牙症医院——四圣祠牙症专科医院。

1910年,华西协合大学成立。1914年,华西协合大学设立医科。1917年,随着单独设立牙科的条件逐步成熟,林则博士等人建立起牙科系,随后牙科系正式扩建为牙学院。

1921年，中国第一位牙医学博士黄天启毕业并留校任教，随后两次赴加拿大研修烤瓷学，1928年任华西协合大学牙学院教授，成为国内培养的首批中国口腔医学教育家之一。

1930年，毕业生陈华博士赴美国哥伦比亚大学、毛燮均博士和席应忠博士赴美国哈佛大学研修口腔正畸学，他们回国后创立并发展了中国口腔正畸学。后来毛燮均博士成为北京大学口腔医学院创建人；陈华博士与同事们白手起家，一起创办了中国人自己的牙症医院；席应忠博士参与筹建了上海第二医学院口腔医学院。除此之外，还有很多优秀毕业生出国研修，回国后相继创立了牙周病学、口腔预防医学、口腔颌面外科学、口腔修复学、儿童口腔医学等学科。这些口腔医学精英，为开创中国现代口腔医学及高等口腔医学教育事业做出了重大贡献。

➡➡ 中国现代口腔医学的发展

中国现代口腔医学经历了一个世纪的发展，现有一百多所院校开展口腔医学本科人才培养。口腔医疗及医学研究机构、口腔医学学会组织、口腔医学学术刊物等相继创立并蓬勃发展。

华西协合大学牙学院的成立对中国高等牙医学教育

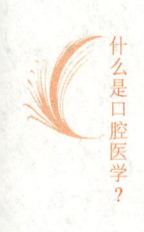

的发展产生了深远影响。回溯历史,中国早期创办的牙医学院校有华西协合大学牙学院(今四川大学华西口腔医学院)、上海司徒博齿科医学专门学校、震旦大学牙医学系(今上海交通大学口腔医学院)、南京国立中央大学牙医专科学校[今空军军医大学(第四军医大学)口腔医学院]、哈尔滨医科大学附属齿科医学院、安顺军医学校牙医学系、国立北平大学医学院齿学系(今北京大学口腔医学院)、北京同仁医院牙科专科学校等。在此基础之上,以口腔医学院校及附属医院为主的口腔医疗机构在全国范围内相继成立,中国现代口腔医学逐步发展起来。

口腔医学研究机构作为国家科技创新体系的重要组成部分,不仅肩负着开展科学研究、获取原始创新成果和自主知识产权、实现技术储备和人才储备的重要任务,也肩负着人才培养的重任。除此之外,我国为推进国家临床医学研究中心建设工作,分别授牌四川大学华西口腔医院、北京大学口腔医院、上海交通大学医学院附属第九人民医院、空军军医大学(第四军医大学)口腔医院作为国家口腔疾病临床医学研究中心,旨在依托其平台资源与优势,构建创新人才培养的学术生态系统,令这些医院担当起高层次人才培养的重任,推动中国口腔疾病研究的发展。

中国口腔医学事业发展还离不开社会力量的支持。中华口腔医学会就是这样一个由口腔医学科学技术工作者自愿结成的全国性学术性群众团体。学会成立于1996年11月17日,前身是1951年成立的中华医学会口腔科学会,其主要工作目标是引领全国口腔医学工作者提高人民口腔健康水平。学会以人才培养为第一要务,致力于提高中国基层口腔医师的专业水平,逐步缩小东西部之间的差距。学会还积极组织学术交流,打造精品学术年会,开展大量研讨会、继续教育项目等提升全国口腔医学工作者的专业水平。除此之外,口腔健康科普工作也是学会的重要任务之一,如一年一度的世界口腔健康日、全国爱牙日等,以期通过口腔健康教育提高全民口腔保健意识,改善全民的口腔健康行为。

优秀的学术期刊不仅是学术交流不可或缺的园地与平台,也是学科进步与发展的重要推动力。口腔医学学术期刊伴随着数代口腔医学工作者的成长与进步。中国自主创办的口腔医学领域中英文学术期刊有《华西口腔医学杂志》《口腔医学研究》《实用口腔医学杂志》《上海口腔医学》《国际口腔医学杂志》,以及 *International Journal of Oral Science*、*Bone Research* 等,旨在搭建一个促进全球口腔医学工作者交流研究成果的平台,通过及时、

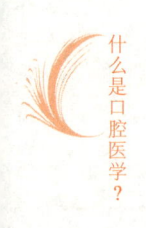

准确地报道国内外口腔医学临床和基础研究方面的新理论、新技术、新方法、新经验及发展动态等,服务于口腔医学学术交流和口腔医学事业的发展,同时为口腔医学学科建设提供重要支撑。

▶▶ 口腔医学的未来发展

科技革命和产业变革为口腔医学事业带来了前所未有的发展机遇。新时代的创新人才多维需求推动着口腔医学学科发展向数字化转型、多学科融合与国际化发展。

➡➡ 口腔医学的数字化转型

伴随着中国居民生活水平的不断提高,群众的口腔保健意识逐步加强,社会对口腔医疗服务的需求持续增加,口腔医疗消费需求逐渐从"治病"向"维护健康"转移。借助数字化技术手段辅助口腔诊疗,大幅提高了医患沟通和诊疗的效率。以人工智能医学建模、医疗机器人、智能制造和仿生材料等为代表的新技术、新材料大量涌现,使口腔医学不断向数字化、智慧化、精准化升级。

✥✥ 数字化口腔综合治疗台

口腔综合治疗台是用于口腔治疗的医学设备,适用于各种口腔疾病的检查、诊断和治疗。其中,数字化口腔综合治疗台通过配备数字内窥镜系统、数字化控制面板、数控诊疗设备、触摸控制一体机等先进配置,不仅有助于提高口腔疾病的诊治水平,还兼顾了医疗与教学功能。目前我国主要生产的数字化口腔综合治疗台集检查诊断、治疗、口腔手术等多功能于一体,具备数字影像、X射线扫描、心电监护、根管测量、硬组织磨削、水气电三路供给、医疗照明、吸湿干燥、电动机械牙科椅等多种模块控制系统,同时可有效防止交叉感染,提供一站式服务,其综合技术指标居国际领先水平。

❖❖❖ 数字化口腔医学影像技术

影像学检查是疾病诊疗重要的辅助检查手段之一。X射线成像技术在口腔疾病的检查、诊断、预后判断和疗效评价中发挥着非常重要的作用。1989年,弗朗西斯·慕恩(Francis Mouyen)等首次将数字化影像技术应用于牙科疾病的诊断和治疗,开创了数字化口腔医学影像时代。20世纪90年代末期,锥形线束CT(CBCT)的发明,使临床医师能够便捷、准确地获取口腔颌面部的三维影像。口腔影像学在过去的十几年间迅速发展,不仅有诊断技术实现了数字化及低辐射剂量的CBCT问世,还涌现出许多全新的光学摄影技术。随着人工智能在影像识别中

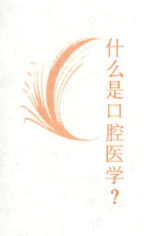

的应用,数字化影像技术将在口腔疾病诊疗中发挥更加重要的作用。

✧✧✧ 口腔数字化扫描仪

口腔数字化扫描仪是一种用于临床医学领域的分析仪器,其工作原理是通过将扫描设备伸入患者口内直接扫描测量牙体及相关软硬组织,实时获取数字化模型。与传统石膏模型相比,数字化模型储存方便、节省空间、不易损坏,且便于信息交流,在很大程度上解决了印模制取过程中由材料变性引起的模型变形、气泡等问题。同时避免了印模材料的使用,降低了腭裂患者印模制取时吸入异物的概率。数据获取更直接,无须翻制石膏模型。另外,将激光扫描硅橡胶印模或模型改为直接生成和传输数字化模型以用于数字化诊断设计,提高诊疗效率的同时也节约了临床时间和耗材成本。

✧✧✧ 计算机义齿辅助设计与辅助制作

计算机义齿辅助设计与辅助制作(CAD/CAM)是21世纪口腔修复领域最重要的进展之一,从根本上改变了传统义齿的制作方法。其基本方法为对预备好的基牙进行三维形态测量,然后进行计算机图像化与设计,并模拟修复体的形态,再通过数据仿真加工,即可完成义齿的制备。随着计算机技术、设备及材料等迅速发展，CAD/CAM技术逐步趋于成熟。相较于传统的修复方式，CAD/CAM技术使得患者在一次就诊中就能完成修复体的设计与制作，因此被认为是一种快速、准确、高效的修复方法，已经被广泛应用于口腔修复领域。目前用于口腔修复的CAD/CAM系统主要完成固定修复，如制作嵌体、贴面、全冠、可摘局部义齿支架、全口义齿的基托等。

❖❖ 3D打印技术

3D打印技术是集计算机辅助设计、数控技术、激光技术、高分子材料和三维CT技术等为一体的现代工业制造技术，该技术在制作复杂几何形态的实体上具有成型精度好、生产率高、可重复性好等传统技术无法媲美的优势。目前，3D打印技术逐渐应用于口腔医学各个领域。目前主要应用于氧化锆全瓷修复体、金属类修复体、树脂临时冠、修复体蜡型、可摘局部义齿、全口义齿和颌面赝复体。由于口腔医学领域的个性化需求及生产定制化特点，应用3D打印技术将有效解决传统工艺在高精度复杂结构成型方面的生产制造难题，现已成为世界各国积极布局医疗产业的发展新增长点。

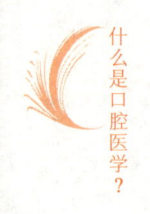

❖❖ 口腔数字化治疗

随着数字化技术与口腔医学的深度融合，传统口腔疾病诊疗模式已发生了深刻变革，逐步从经验化、大体化向标准化、精准化、个性化和数字化方向迈进，以数字化口腔正畸和数字化口腔种植发展最为迅速。

数字化口腔正畸指的是将计算机技术应用于正畸治疗过程。通过数字化取像设备，把患者牙齿的数字化模型导至计算机，借助计算机辅助设计，根据患者错𬌗程度，结合数字化三维头影测量分析等手段，设计出适合患者的个性化矫治方案，并借助计算机辅助制作技术，制作出个性化矫治器。有效控制牙齿，保证正畸过程精确、高效、可靠，避免不必要的临床操作，缩短正畸治疗过程。

数字化口腔种植则是基于患者口腔系统的CBCT数字化影像资料，在计算机上重建患者口腔三维立体模型。术前医生根据患者的牙缺失情况、骨骼情况、对𬌗牙等因素设计出最佳的种植体空间位置，并通过计算机精确计算出钻孔的位点和方向。术中医生将3D打印技术制作的种植导板固定在患者口腔内，沿着导板预先计算好的路径进行操作，将种植体准确安放在设计好的位置上。在此基础上发展起来的口腔种植手术导航定位系统，无须借助导板等辅助工具即可在手术过程中对器械进行空间定位和定向。在实际操作过程中，由医生在软件中规划种植路径，系统机械臂自动完成种植。

➡➡ 口腔医学的多学科融合

伴随着现代口腔医学的发展，学科划分越来越细，专业水平日益精专。然而，在实际临床工作中，很多患者就诊时，口腔疾患的表现往往不是单一问题，而是同时存在牙体缺损、牙周疾病、牙列缺损、错𬌗畸形等多种问题，口腔疾病的复杂程度高，治疗难度大，复诊率高。面对复杂疑难口腔疾病患者，迫切需要开展口腔多学科协作诊疗。顾名思义，口腔多学科协作诊疗是指针对复杂疑难口腔疾病患者，正确诊断疾病，制定专业化、规范化、个性化的综合治疗方案，建立合理高效的诊疗流程，依托多学科团队，发挥各个专业的技术优势，协作配合，为患者提供全面系统的治疗，恢复和重建口颌系统功能乃至恢复患者的全身健康。

除此之外，很多口腔疾病与全身系统性疾病关系密切，许多全身系统性疾病也可累及口腔，出现多种口腔表征，而某些口腔疾病也可以引起或加重全身其他器官的病变。因此，未来口腔医学的学科发展需要更加注重口

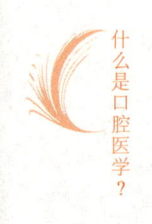

腔局部与全身及社会环境等整体性因素的关系,并强化与基础医学、临床医学、自然科学、工程科学、计算机科学等科学理论及技术的不断渗透和交叉,进而使口腔医学的研究内容及范围得到进一步拓展和深入。

➡️➡️ 口腔医学的国际化发展

口腔医学天然具有国际化属性。20 世纪 90 年代以来,我国先后加入国际牙医师学院(International College of Dentists,ICD)、世界牙科联盟(Fédération Dentaire Internationale,FDI)和国际牙科研究会(International Association for Dental Research,IADR)三大国际口腔医学学术组织,现已成为全球口腔医学领域中的重要成员。

国际牙医师学院是全球最早建立的著名国际口腔医学组织,致力于促进牙科医疗、教学、科研、管理、卫生保健、社区服务等事业的发展,是世界牙医学方面杰出贡献者的专业评价、咨询性机构。2009 年,国际牙医师学院理事会一致通过了中国分部的升级申请,中国正式成为国际牙医师学院的第 13 个分区,英文名称为"The Autonomous ICD Section XIII－China"。国际牙医师学院中国分区为中国口腔走向世界、让世界口腔了解中国搭建起交流的桥梁。

世界牙科联盟是国际权威性的牙科组织，1900年成立于法国巴黎，是世界上历史最悠久、成员最多的牙科组织。世界牙科联盟在全球150多个国家和地区拥有超过一百万名牙医会员，其主要任务包括制定口腔健康政策，为业界提供继续教育，支持联盟会员推广口腔健康工作等。每年一度的世界牙科联盟年会——世界牙科大会被称为国际牙科界的"奥林匹克"，它不仅在学术上代表了世界牙科的最新发展水平和发展方向，也是全世界牙科医生的一次绝好的交流机会。经过不懈努力，我国于1994年正式成为世界牙科联盟的成员。

国际牙科研究会是一个非营利性国际机构。总部位于美国弗吉尼亚州的亚历山德里亚，全球会员逾万。主办方为国际牙科研究会、美国口腔医学会、加拿大口腔医学会，每年召开一次年会。国际牙科研究会年会作为全球口腔医学领域最高级别的综合性学术盛会之一，主要围绕口腔医学领域的前沿理论知识与最新牙科技术成果展开探讨与交流，共同推动口腔研究和口腔健康事业的发展。1999年，我国被国际牙科研究会接纳为正式成员。

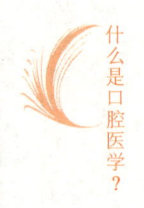

口腔医学专业大揭秘

人命至重，有贵千金，一方济之，德逾于此。

——孙思邈

我国口腔医学专业的建立基于西方口腔医学，新中国成立前的牙科教育体系和内容基本上为西方发达国家模式，以牙科学基础和牙科临床内容为主。新中国成立后，牙科学改名为口腔医学，沿用苏联学科系统，将一些相关的口腔临床学科合并，分为口腔内科学、口腔外科学和口腔修复学三大临床学科。加上独具特色的口腔正畸学，最终形成了"内外修正"四个口腔临床医学系和一个口腔基础医学系的学科布局。

▶▶ 口腔基础医学——解锁口腔奥秘的钥匙

口腔基础医学是研究口腔解剖、生理、病理、微生物学、药理学等方面的学科。口腔基础医学的研究对口腔医学的发展和临床实践具有重要意义。

早在公元前14世纪,我国商朝的殷墟甲骨文上就有关于口腔、牙齿、口腔疾病的记载。公元前3世纪,《黄帝内经》记录了口腔基础医学中口腔解剖生理的相关知识,例如:"女子七岁,肾气盛,齿更发长……丈夫八岁,肾气实,发长齿更……""唇至齿长九分,口广二寸半。齿以后至会厌,深二寸半,大容五合。舌重十两,长七寸,广二寸半。"回顾历史,国内外众多医务工作者为口腔基础医学的发展做出了重要贡献。

新中国成立前,我国仅有几所口腔医学院校,从事口腔基础医学者屈指可数。新中国成立后,全国数十所口腔医学院校相继成立,口腔基础医学师资力量的扩充、规划教材的出版、教研室的设立等极大地促进了学科发展和人才培养。

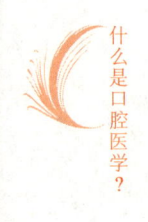

➡➡ **口腔基础医学学什么?**

✤✤ **口腔解剖生理学**

口腔解剖生理学是口腔基础医学的主要学科之一,以研究口腔、颅、颌、面、颈部各部位的正常形态结构、功能活动规律及其临床应用为主要内容。

牙齿长什么样?人的一生会换牙几次?嘴巴里的牙齿有多少颗?这些问题的答案都能在口腔解剖生理学中找到。

从牙齿外部观察,每颗牙均由牙冠、牙根和牙颈三部分组成。从牙齿纵剖面观察,由表及里分别为牙釉质、牙骨质、牙本质和牙髓。

牙齿不仅具有咀嚼功能,而且能够辅助发音、保持面部形态协调美观。人的一生只会换一次牙,因此必须爱护牙齿、重视口腔健康。

乳牙在婴儿出生后6个月左右开始萌出,至2岁半左右全部萌出。乳牙共20颗,上下各10颗,从中间开始,分别为乳中切牙、乳侧切牙、乳尖牙、第一乳磨牙、第二乳磨牙。从6~7岁开始至12~13岁,乳牙逐渐脱落,最终被恒牙所代替。

恒牙在6岁左右开始萌出和替换，是继乳牙脱落后的第二副牙齿，如果因口腔疾病或意外事故等原因脱落将导致天然牙的永久缺失。正常情况下，恒牙共32颗，上下各16颗，从中间开始，分别为中切牙、侧切牙、尖牙、第一前磨牙、第二前磨牙、第一磨牙、第二磨牙、第三磨牙。由于近代人第三磨牙有退化的趋势，28颗恒牙也属正常。

口腔中的牙按照一定的顺序、方向和位置排列成弓形，形成牙列，上下牙列又按照一定的对应关系咬合在一起。我们可以使用特定的术语描述咬合关系，以此判断其是否正常。

覆𬌗是指牙尖交错𬌗时，上颌牙盖住下颌牙唇面的垂直距离。对于前牙，也就是上颌切牙切缘与下颌切牙切缘之间的垂直距离，正常为2～4 mm。覆盖是指上颌牙盖过下颌牙的水平距离。对于前牙，也就是上颌切牙切缘与下颌切牙切缘之间前后向的水平距离，正常也为2～4 mm。正常的覆𬌗覆盖可以使上下颌牙的接触关系密切，有利于咀嚼食物。而异常的覆𬌗覆盖提示可能存在一定的错𬌗畸形。

除了牙齿，口腔解剖生理学还会系统学习口腔颌面

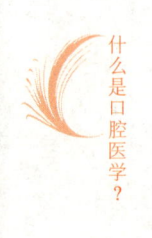

部骨骼、肌肉及神经,面颈部血管,头颈部淋巴结和淋巴管,颞下颌关节,唾液腺等组织的正常形态结构与功能活动规律。

✥✥ 口腔组织胚胎学

口腔组织胚胎学以研究口腔颌面部组织和器官的发生、发育及其形态结构与相关功能为主要内容。

之前提到,牙齿由表及里分别为牙釉质、牙骨质、牙本质和牙髓。那它们有着怎样的理化特性和组织结构呢?牙釉质覆盖在牙冠表面,是人体最坚硬的组织,直接承担咀嚼压力,由釉柱构成。牙骨质覆盖在牙根表面,与骨组织类似。牙本质构成牙的主体,由牙本质小管、成牙本质细胞突起和细胞间质构成,主要功能为保护其内部的牙髓和支持其表面的牙釉质。牙髓位于牙本质形成的髓腔内,具有形成牙本质、营养、感觉、防御和修复功能,其血管和神经通过根尖孔与牙周组织相连。

牙周组织包括牙龈、牙周膜和牙槽骨。牙龈通常呈浅粉红色,质地坚韧,不活动。牙周膜是连接牙骨质和牙槽骨的致密结缔组织,主要功能是抵抗和调节咀嚼过程中牙齿承受的压力。牙槽骨是上下颌骨包绕牙根的部分,具有高度可塑性,该特性是正畸治疗的基础。

在口腔组织胚胎学中,我们还会学习到口腔颌面部的发育、牙齿的发育、唾液腺和颞下颌关节的组织学结构等。

❖❖ 口腔病理学

口腔病理学也是口腔基础医学的重要组成部分,以研究口腔疾病的病因、病理变化和临床表现为主要内容。它对于口腔医学的临床实践具有重要的意义,可以帮助口腔医师更好地了解口腔疾病的发生发展过程,从而更好地进行口腔疾病的诊断和治疗。

口腔病理学对于口腔颌面部肿瘤的诊断异常重要。

多形性腺瘤是临床上最常见的唾液腺良性肿瘤,多发于腮腺,通常表现为生长缓慢的肿块,呈不规则结节状。肿瘤包膜大多完整,但厚薄不一。光镜下可见肿瘤细胞类型多样,组织结构复杂,腺上皮、肌上皮、黏液、黏液样组织或软骨样组织混合存在。

沃辛瘤是发生率仅次于多形性腺瘤的唾液腺良性肿瘤,绝大多数发生于腮腺和腮腺淋巴结。临床表现为生长缓慢的无痛性肿块,呈圆形或卵圆形。包膜完整,边界清楚。光镜下可见肿瘤由上皮和淋巴样组织构成。

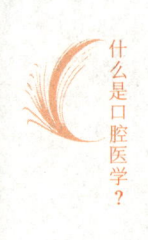

成釉细胞瘤是常见的牙源性肿瘤,大多发生于颌骨内,可导致颌骨膨大和面部变形。成釉细胞瘤虽然是良性肿瘤,但其生长具有局部侵袭性,术后复发率较高,有恶变的可能性。组织学上表现为成釉器样组织,但无釉质或其他牙体硬组织形成。

口腔鳞状细胞癌是最常见的口腔颌面部恶性肿瘤,其临床表现会根据所在部位而有所不同,早期常无症状或症状不明显,晚期可出现黏膜增生、溃疡、疼痛和口臭,患者张口、咀嚼和吞咽困难,身体逐渐消瘦。由于位置邻近,口腔癌易侵犯颌骨。在光镜下,高度分化的口腔鳞状细胞癌与正常鳞状上皮较为相似,角化和细胞间桥明显,核分裂象少,胞核和细胞多形性不明显;中度分化的口腔鳞状细胞癌具有独特的核的多形性和核分裂,角化不常见,细胞间桥不明显;低度分化的口腔鳞状细胞癌以不成熟细胞为主,有大量核分裂,角化和细胞间桥都很少。

口腔基础医学还包括口腔微生物学和口腔药理学等。口腔微生物学主要研究口腔微生物的种类、数量、分布和作用。而口腔药理学主要研究口腔药物的作用、剂量、途径和不良反应等。

➡➡ 口腔基础医学知识的临床应用

口腔基础医学是口腔医学的基础，它的研究对于口腔医学的发展和临床实践具有重要的意义。口腔医师需要掌握口腔基础医学的基本内容，从而更好地进行口腔疾病的预防和治疗。

口腔解剖生理学通常是口腔医学生接触到的第一门专业课，是口腔疾病临床诊疗的基石。例如，口腔解剖生理学的学习能够帮助牙体牙髓病科医生在进行充填治疗时正确恢复牙齿形态，在进行根管治疗时准确找到髓腔位置；能够帮助修复科医生在进行冠修复时正确恢复缺失牙的形态与功能，在进行可摘义齿修复时正确排牙；能够帮助正畸医生在进行正畸治疗时正确调整牙齿位置与咬合关系；能够帮助口腔颌面外科医生了解颌面部组织的解剖结构与毗邻关系，进而正确进行局部麻醉、手术治疗、骨折复位等操作。

口腔病理学也很实用。病理诊断是肿瘤诊断的金标准。从肿瘤病变部位取一小块组织制成切片，在显微镜下可以观察到细胞的形态与结构，结合口腔病理学知识，可以明确病变性质、肿瘤类型及分化程度等。此外，口腔病理学对于口腔疾病治疗方案的选择也有一定的提示。

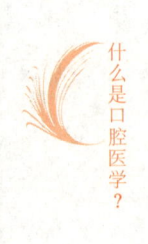

例如,在显微镜下,早期平滑面釉质龋由深层向表层病变分为四层,即透明层、暗层、病损体部和表层。此时的病变是由于细菌产生的酸和其他来源的酸共同作用造成的釉质脱矿和再矿化。在出现牙体组织缺损前,可通过药物或再矿化液促进脱矿的釉质再矿化,终止龋病进展。对于牙本质龋,由病变深层向表面也分为四层,即透明层、脱矿层、细菌侵入层和坏死崩解层。其中,脱矿层是在细菌侵入前,酸的扩散所导致的脱矿改变。此层的牙本质小管形态比较完整,牙本质小管内基本无细菌侵入。但是由于此层已经发生脱矿,临床检查时通常已经软化,在进行龋病充填前的洞形制备时,应将这些软化牙本质去除。

合理用药是口腔医师的必备技能。口腔药理学的学习能够帮助口腔医师掌握口腔临床常用药物的基础知识,了解各种药物的适应证和副作用,进而在临床工作中正确合理使用药物。

▶▶ 口腔内科学——跳动在指尖的艺术

20世纪80年代,随着我国改革开放政策的实施,大批口腔医学人才走出国门,远赴发达国家学习进修,吸取先进经验,博采各家之长。经过多年的学习与思考,口腔医学界专家结合我国实际情况对口腔医学学科设置和专业界定进行了调整。1996年,全国规划教材会议在武昌召开,根据学科特点和研究内容,口腔内科学正式分化为牙体牙髓病学、牙周病学和口腔黏膜病学三个学科。分化后各学科的学科特点更加鲜明,研究内容更加紧密相连,便于讲授和学习。这些学科的独立设置、规划教材的独立成册及相关教研室和临床科室的调整,极大地促进了学科发展和人才培养,逐步形成了我国特有的口腔内科学体系。

➡➡ 口腔内科学学什么？

❖❖ 牙体牙髓病学

牙齿上面出现黑点？喝冷水时总是感觉牙齿不舒服？不小心跌倒后牙齿缺了一块？没关系,这些问题的解决方法都能在牙体牙髓病学里找到。

牙体牙髓病学是研究牙体硬组织和牙髓组织疾病的发病机制、病理变化、病理生理、临床表现、诊断、治疗及转归的一门学科,涵盖的内容包括龋病、牙髓病、根尖周病和牙体硬组织非龋性疾病等。

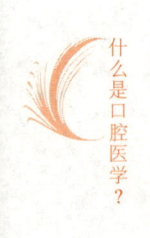

龋病也就是大众口中常说的"蛀牙""虫牙"。不过，它可不是虫子造成的，而是口腔里的细菌代谢碳水化合物产生酸性物质造成的牙体硬组织破坏，临床表现为牙体硬组织颜色、形态、质地发生变化，比如牙齿上面出现黑点、龋洞等。由于牙体硬组织破坏，患者可出现冷热酸甜敏感或食物嵌塞痛等症状。龋病发病率高，分布广，影响人类口腔健康和生活质量，世界卫生组织已将其与肿瘤和心血管疾病并列为人类三大重点防治疾病。

在坚硬的牙齿内部，是由神经、血管、淋巴和结缔组织等组成的牙髓组织。牙髓病是指发生于牙髓组织的疾病，多由龋病进展导致，也可由牙折、牙隐裂、牙周病等疾病引发。急性牙髓炎往往表现为牙齿出现自发性剧烈疼痛，俗语"牙疼不是病，疼起来真要命"，指的就是该病。慢性牙髓炎则通常表现为阵发性钝痛。

根尖周组织指牙齿根尖部的牙周膜、牙槽骨和牙骨质，发生于根尖周组织的炎症性疾病称为根尖周病。根尖周病多为牙髓病的继发病，主要由根管内的感染通过根尖孔扩散到根尖周组织引发。急性根尖周炎的典型临床表现为咬合痛，而慢性根尖周炎一般无明显自觉症状，有时也可出现咀嚼不适。

牙体硬组织非龋性疾病是除了龋病以外的牙体硬组织疾病的总称,主要包括牙发育异常、牙外伤和牙慢性损伤。牙发育异常是指牙齿在生长发育过程中,受到某些全身或局部不利因素的影响,牙齿在结构、形态、数目和萌出方面出现异常,包括牙釉质发育不全、氟牙症、四环素牙、畸形中央尖等疾病。牙外伤是指在突然的机械外力作用下,牙体硬组织、牙髓或牙周组织发生急性损伤的一种疾病,包括牙震荡、牙脱位和牙折。牙慢性损伤主要包括磨损、酸蚀症、楔状缺损、牙隐裂和牙根纵折。

❖❖❖ 牙周病学

为什么刷牙时总是牙龈出血？为什么老了以后牙齿会松动脱落？为什么两个牙齿之间会出现"黑三角"？别着急,牙周病学能给我们答案。

牙周病学是研究牙周组织(包括牙龈、牙周膜、牙槽骨和牙骨质)的结构、生理和病理变化,以及发生在牙周组织的各种疾病的诊断、治疗和预防的一门学科。牙周病是人类口腔的常见病、多发病,包括牙龈病和牙周炎两大类。

牙龈病是发生于牙龈组织的疾病,包括牙龈炎症及全身病变在牙龈的表现。其中最多见的是牙菌斑引起的

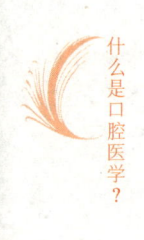

慢性炎症,即牙龈炎。此外还有一些受全身因素及局部刺激影响的牙龈疾病,如与内分泌系统有关的青春期龈炎、受药物影响的药物性牙龈肥大等。

牙周炎是累及四种牙周组织的炎症性、破坏性疾病,是一组有着相似的临床表现和组织学改变,但致病因素和机体反应性不完全相同、病程进展不同、对治疗反应也不尽相同的多因素疾病,如病程进展较慢、主要发生于35岁以上成年人的慢性牙周炎,病程进展快、早期出现牙齿松动和移位、牙周组织破坏程度与局部刺激物的量不成比例的侵袭性牙周炎。

牙龈炎和牙周炎都是感染性疾病,主要感染原为牙颈部及龈沟内的牙菌斑中的微生物。牙菌斑微生物及其产物长期作用于牙龈,引起机体的免疫应答反应,首先导致牙龈炎的发生。此时的病变局限于牙龈上皮组织和结缔组织内。炎症扩展延伸到深部牙周组织,引起牙龈及牙周膜胶原纤维溶解破坏及牙槽骨吸收时,就会导致牙周袋形成、牙周炎发生。牙龈炎是牙周炎的前期阶段,但并非所有牙龈炎均会发展成牙周炎。牙龈炎的主要临床表现为在刷牙或咬硬物时出血,而牙周炎的主要临床表现为牙齿松动移位、牙龈萎缩,严重时可导致牙齿脱落。目前,牙周炎是成人牙齿缺失的首要原因。

✤✤ 口腔黏膜病学

口腔常常反复溃疡，但不做处理也能自行痊愈。吃较辣、较烫的食物时总感觉疼痛，两颊黏膜上出现了网状白纹。如果出现这些症状，就需要口腔黏膜科的医生出马了。

口腔黏膜病是主要累及口腔黏膜组织的类型各异、种类众多的疾病的总称，主要包括口腔黏膜的感染性和非感染性疾病、口腔癌前损害和全身疾病的口腔黏膜表现。而研究口腔黏膜病的基础理论与临床诊疗的学科就是口腔黏膜病学。

以临床特征为主，同时兼顾病因和病理学特征，我们可将口腔黏膜病分为感染性疾病、变态反应性疾病、溃疡类疾病、大疱类疾病、斑纹类疾病、肉芽肿疾病、唇舌疾病、艾滋病、性传播疾病和全身疾病的口腔表征及口腔黏膜色素异常等。

复发性阿弗他溃疡是临床常见的口腔黏膜溃疡类疾病，一般表现为反复发作的圆形或椭圆形溃疡。溃疡中央凹陷，表面常覆盖黄色假膜，周围有红晕，可造成明显的疼痛。溃疡的发作周期长短不一，但通常能够自行痊愈。

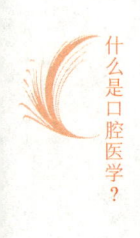

口腔扁平苔藓是发病率仅次于复发性阿弗他溃疡的口腔黏膜病,好发于中年人且女性多于男性。临床通常表现为口腔黏膜上出现白色花纹,患者感觉黏膜粗糙、疼痛。同时,口腔扁平苔藓患者还可能伴发皮肤出现紫红色扁平多角形丘疹,指甲变薄无光泽等症状。

口腔白斑病是发生于口腔黏膜上的白色或灰白色病损,可呈斑块状、皱纹纸状、疣状或颗粒状,有时也可见白色斑块上出现糜烂或溃疡。口腔白斑病好发于40岁以上的男性,患者常无自觉症状,但伴发溃疡或癌变时可出现疼痛。由于其有癌变倾向,因此白斑病患者应定期随诊观察。

此外,手足口病、唇炎、口角炎、灼口综合征等都属于口腔黏膜病学范畴,我们可以在口腔黏膜病学中学习到关于它们的各种知识。

✧✧ 口腔预防医学

龋病、牙周病等口腔疾病的患病状况如何?我们怎样才能预防各种口腔疾病呢?口腔预防医学告诉你答案。

口腔预防医学可以理解为通过有组织的社会努力,预防口腔疾病,维护口腔健康及提高生命质量的学科。

具体来说,口腔预防医学以人群为主要研究对象,以研究群体的口腔疾病患病状况、群体预防措施和个人保健方法为基本要素,以发现并掌握口腔疾病的发生发展规律、提高口腔健康水平为目的,具体研究内容包括口腔流行病学、龋病和牙周病的预防、其他口腔疾病的预防、特定人群的口腔保健、口腔健康促进与健康教育、口腔保健中的感染与控制等。

口腔流行病学是指用流行病学的原理和方法,研究人群中口腔疾病发生发展和分布的规律及其影响因素。如果我们想要研究龋病流行病学,可以用患龋率、龋病发病率、龋失补指数、龋均和龋面均等描述龋病的流行情况和严重程度。通过对比分析这些指数,我们可以知道龋病在不同地区、不同时间、不同人群中的分布。而牙周病的严重程度可以通过社区牙周指数、简化口腔卫生指数、菌斑指数等来反映。不同口腔疾病对应着不同的指数,进而可以准确反映出疾病的严重程度。

我们通常遵循三级预防原则来预防龋病、牙周病等常见口腔疾病,但同时,一些特定人群的口腔保健需要重点关注。妊娠期妇女、婴幼儿、老年人和残疾人有着各自的年龄特点、生理特点和不同的口腔健康状况,在临床诊疗时应制定出适应不同人群的口腔保健计划。

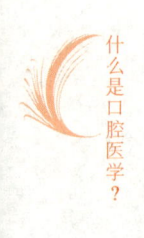

口腔诊疗具有一定的特殊性,包括频繁接触易传播疾病的血液和唾液、频繁使用尖锐器械、诊疗过程中会产生含有大量致病微生物的气溶胶等,因此口腔保健中的感染控制十分重要。我们不仅要能够对患者健康进行合理评估,学会患者、医务人员和环境的防护措施,同时还要掌握口腔设备器械的消毒与灭菌、医疗废物处理等知识。

❖❖ 儿童口腔医学和老年口腔医学

由于儿童和老年人的特殊性,儿童口腔医学和老年口腔医学应运而生。

儿童口腔医学是以处于生长发育阶段的儿童和青少年为主要对象,研究口腔器官的生长发育、保健和疾病防治的学科。

老年口腔医学是以老年人为主要对象,研究口腔组织结构衰老的发生发展规律及老年人口腔疾病防治的学科。

在临床诊疗过程中,儿童口腔科和老年口腔科的医生应综合运用牙体牙髓病学、牙周病学、口腔黏膜病学、口腔修复学、口腔外科学、口腔正畸学、口腔预防医学的技术与方法,结合儿童和老年人的解剖、生理、心理等特点,制定出适宜的治疗方案和方法。

➡➡ 口腔内科医生的"十八般武艺"

✥✥ 牙体牙髓治疗

针对龋损的不同程度,可以采用不同的治疗方法。未出现牙体组织缺损的釉质早期龋和静止龋,可采用非手术治疗,即采用药物、再矿化制剂或渗透树脂等方法;一旦出现组织缺损,则需要采用充填修复治疗。简单来说,充填修复治疗就是用牙科手机等工具去除龋坏组织、进行牙体预备,而后用牙科材料充填窝洞、恢复牙齿外形。过去,常用的充填材料为银汞合金,不过它存在与牙齿颜色不匹配、洞形制备要求高、可能造成汞污染等缺点。近年来,随着龋病预防研究的深入及粘接修复新材料、新技术的发展,龋病的治疗在不断改进和更新,传统的银汞合金充填术逐渐被淘汰,越来越多的患者选择与牙齿颜色相似的树脂材料充填龋洞,以达到最佳的修复效果。微创修复概念在临床上也越来越普及,它可以延长缺损修复后牙齿的使用寿命。

牙髓组织能够对外来刺激产生一系列防御反应,对牙髓病变还处于早期阶段的恒牙和根尖孔尚未形成的年轻恒牙,应注意保存活髓,维护牙髓功能;但是由于牙髓修复再生能力有限,牙髓炎症不易治愈,对患有牙髓病而

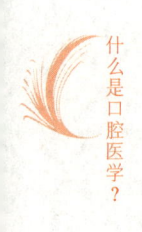

不能保存活髓的患牙,应去除病变牙髓组织,保存患牙。根管治疗术是目前治疗牙髓病和根尖周病的最有效、最常用的方法之一,它通过机械预备和化学预备对根管进行清理、成形,而后通过根管封药进行根管消毒,最后利用牙胶对根管进行严密充填,达到消除感染源、封闭根管空腔、消灭细菌生存空间、防止再感染的目的。近年来,显微镜、锥形束CT、超声波、激光等仪器设备和技术手段的引进,使得牙髓病和根尖周病的治疗成功率得到了极大提升。

牙体硬组织非龋性疾病的病因多种多样,发生机制也不同,但总的来说,可归结为形态、感觉、颜色和数目异常。对于牙齿形态异常的治疗主要包括树脂充填、嵌体和全冠修复等,这些方法对于严重的感觉和颜色异常也适用。对于轻度的感觉异常可采用脱敏的方法,而轻度的颜色异常可采用漂白的方法进行治疗。

✥ 牙周病治疗

在对牙周病做出明确诊断和预后评估后,应围绕牙周治疗的总体目标——控制菌斑和消除炎症、恢复牙周组织的功能、恢复牙周组织的生理形态,以及维持长期疗效、防止复发,制定出系统的治疗计划。

牙周病治疗计划一般分四个阶段。

第一阶段为基础治疗,即运用牙周病常规的治疗方法消除致病因素,控制牙龈炎症。具体包括:(1)教会患者自我控制菌斑的方法,如正确刷牙、使用牙线等;(2)进行龈上洁治术、龈下刮治术和根面平整术以去除牙菌斑和牙石;(3)消除牙菌斑滞留因素和局部刺激因素,如充填龋洞、去除不良修复体等;(4)拔除无保留价值或预后极差的患牙,对于不利于将来修复治疗的患牙,也应在适当时机拔除;(5)调整咬合以建立平衡的咬合关系,必要时可做暂时性松牙固定;(6)对于明显急性炎症和某些重症患者可短期使用药物辅助治疗;(7)纠正全身性或环境因素,如控制吸烟、治疗系统性疾病等。在第一阶段治疗结束后的4~6周,应复诊再评估前一阶段的疗效,以确定下一阶段的治疗计划。

第二阶段为牙周手术治疗,如果基础治疗1~3个月后,患者复诊发现仍存在5 mm以上的牙周袋且探诊仍有出血,或存在牙龈和牙槽骨形态不良、膜龈关系不正常时,一般需要进行手术治疗,其目的是在直视下彻底地清除感染组织,纠正牙龈和牙槽骨的外形,同时可以选择植入自体骨或骨替代材料及生物膜以期获得牙周组织的再

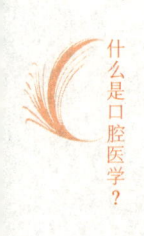

生。根据患者具体情况，可选择不同的术式，如牙周翻瓣术、植骨术、引导组织再生术、膜龈手术等。

第三阶段为修复治疗阶段，在牙周手术后的2~3个月，牙龈外形和龈缘位置已基本稳定，缺牙患者此时可前往修复科进行固定修复或可摘义齿修复。对于牙排列不齐的患者，也可进行正畸治疗。

第四阶段为牙周支持治疗，这是正规牙周系统性治疗计划中必不可少的部分，是长期维持牙周疗效的先决条件，其内容包括定期复查并根据复查发现的问题进行及时治疗。

以上四个阶段的治疗计划应根据患者的具体情况制定，其中第一阶段和第四阶段的治疗对每位患者来说都是必需的，而第二阶段和第三阶段的治疗可酌情选择。

✤✤ 口腔黏膜疾病的对症治疗

由于口腔黏膜疾病的类型各异、种类众多且临床表现多样，因此难以一概而论。在临床诊疗过程中，医生应根据每位患者的具体情况选择合适的治疗方法，包括药物治疗、心理疏导、激光治疗等。

以复发性阿弗他溃疡为例，通常优先选择局部治疗，以达到消炎、止痛、防止继发感染和促进愈合的目的。其中,局部应用糖皮质激素已成为治疗复发性阿弗他溃疡的一线药物。对于症状较重及复发频繁的患者,可采取局部用药联合全身用药。全身用药的目的是对因治疗、减少复发和争取延缓发作。常用的药物包括糖皮质激素,如地塞米松及免疫抑制剂沙利度胺等。同时,由于多数复发性阿弗他溃疡患者对这一疾病了解不深,害怕发生癌变,所以常有紧张、恐惧等情绪,在治疗的同时进行一定的心理疏导十分必要。

❖❖ 三级预防口腔疾病

为了防止口腔疾病的发生,我们应该遵循三级预防原则。

一级预防又称病因预防,即针对疾病发生的生物、物理、化学、心理及社会因素采取预防措施,消除致病因素。

二级预防又称临床前期预防,即在疾病发生的前期做到早发现、早诊断、早治疗。

三级预防又称临床预防,即对患者采取及时有效的治疗措施,防止病情恶化,预防并发症和后遗症,尽量恢复或保留口腔功能。

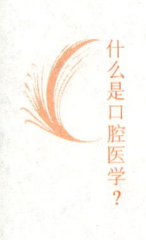

以龋病为例,其一级预防包括口腔健康教育、控制或消除危险因素。应树立自我保健意识,养成良好的口腔卫生习惯,勤刷牙,少吃糖,合理使用含氟牙膏。对于符合适应证的牙齿,应行窝沟封闭。窝沟封闭是指在牙齿的点隙窝沟处涂布一层粘接性树脂,保护釉质不受细菌及其代谢产物的破坏,从而达到预防龋病发生的方法。龋病的二级预防为早诊断、早处理,应定期进行临床检查及拍摄X线片,发现早期龋及时充填。龋病的三级预防包括防止龋病的并发症和恢复功能。对龋病引起的牙髓炎、根尖周炎应进行恰当治疗,防止炎症继续发展引起牙槽脓肿、骨髓炎等,对不能保留的患牙应及时拔除。若龋病引起牙体缺损及牙列缺损、缺失,应及时修复,恢复口腔正常功能。

❖❖ 为儿童和老年人提供适宜治疗

儿童的行为管理是儿童口腔科医护人员的必备技能,也是儿童口腔医学的重要内容。在口腔诊疗过程中,儿童患者可能会产生恐惧、焦虑、拮抗等不良心理反应,导致诊疗不能正常进行。医生可以通过告知—演示—操作、治疗前的体验、分散注意力、保护性固定等非药物方法来进行行为管理。其中,告知—演示—操作是常用的简单有效的行为管理方法,即医护人员在操作之前先告知儿童患者接下来的操作，使儿童患者确信操作不会带来疼痛或仅有轻微不适，应用一些儿童能理解的语言和比喻向儿童患者展示具体操作内容。通过建立良好的医患关系，依靠有效的行为管理方法，医生往往采取口腔局部麻醉就可以有效控制绝大多数儿童患者的焦虑和疼痛，进行正常的诊疗。但是，对于已采用有效局部麻醉、通过非药物行为管理手段仍不能很好适应口腔诊疗的儿童患者，医生必须进一步控制焦虑和疼痛，此时可根据具体情况选择笑气/氧气吸入镇静、口服药物镇静、静脉注射镇静或全身麻醉。

随着年龄的增长，老年人口腔颌面部的组织器官可发生增龄性改变。比如，上下颌骨出现骨质疏松、牙槽骨吸收、牙槽嵴低平等情况；牙齿出现重度磨耗、釉质脱落、牙本质暴露等形态改变；由于继发性牙本质和修复性牙本质的不断形成，髓腔逐渐变小，根管变细、钙化甚至闭塞；牙龈组织萎缩，牙根暴露；等等。这些改变导致老年人的口腔疾病防治具有特殊性。例如，老年人髓腔变窄、根管钙化导致根管不通，使得其根管治疗与年轻人相比有明显的差异，难度大大增加。在临床诊疗过程中，医生可通过锥形束CT全面了解根管形态，利用显微镜放大操作视野、准确定位根管，利用超声技术去除钙化组织，进

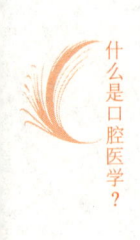

而完成治疗。此外，老年人在患有口腔疾病的同时常常合并各类系统性疾病，在临床诊疗过程中必须全面了解病史，制定适宜的治疗方案，同时可考虑通过心电监护仪器全程监测血压、心率、血氧饱和度、呼吸频率及心电图的变化，便于医生及时发现问题、解决问题，同时缓解患者的紧张情绪。

▶▶ 口腔颌面外科学——刀光与剑影的博弈

口腔颌面外科学是在实践中逐步发展、形成的一门学科，是口腔医学的重要组成部分。有关口腔颌面外科疾病防治的实践已经有几千年的历史。公元前 3 世纪，我国最早的医书《黄帝内经》中就有过口腔生理、病理及其与全身关系的记述。西晋朝史书中有唇裂修复的记载。唐朝医书《千金方》中有关于口腔脓肿切开引流的记述和颞下颌关节脱位整复手法的介绍。回顾这些历史，可以清楚地看到我国医药工作的先驱者们在实践中积累的宝贵经验，以及他们对口腔颌面外科学发展做出的重要贡献。

新中国成立前，我国尚无口腔颌面外科的专业设置，有关口腔颌面外科的疾病被分散在牙科、普外科和耳鼻咽喉科中。经过广大医务工作者多年来的共同努力，我国口腔疾病防治工作逐渐深入开展，我国自主研发的各种新药物、新疗法、新技术、新手段在临床中逐步推广，中医学的理论在感染、损伤、肿瘤等疾病的防治中逐渐应用……以上种种促进着我国口腔颌面外科学快速发展。目前，大多数口腔医学院校和省市级口腔医院都有了口腔颌面外科这一专科设置。

➡➡ 口腔颌面外科学学什么？

我国口腔颌面外科的涵盖范畴包括口腔颌面部感染、口腔颌面部损伤、口腔颌面部肿瘤、唇腭裂、牙颌面畸形、颞下颌关节紊乱病、唾液腺疾病、牙及牙槽外科等。

✥✥ 口腔颌面部感染

口腔颌面部位于消化道与呼吸道的起始端，通过口腔和鼻腔与外界相通，通常有大量微生物存在。在遭受损伤、接受手术或全身抵抗力下降等情况下，可引起口腔颌面部感染。具体包括智齿冠周炎、口腔颌面部间隙感染，如眶下间隙感染、咬肌间隙感染、翼下颌间隙感染、口底多间隙感染和颌骨骨髓炎等。

需要注意的是，鼻根至两侧口角区域被称为面部"危

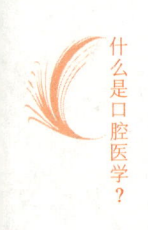

险三角区"，在此处发生的感染易向颅内扩散，所以长在此处的痘痘千万不能挤，否则可能造成严重后果。

在急性炎症期，口腔颌面部感染通常表现为局部的红、肿、热、痛和功能障碍、淋巴结肿痛等典型症状，但其程度会根据感染发生的部位、深浅、范围大小和病程早晚而出现差异。若炎症累及咀嚼肌，可造成不同程度的张口受限；若病变位于口底、舌根、咽旁，可造成进食困难。感染的慢性期通常表现为局部较硬的肿块伴不同程度的功能障碍。若感染形成脓肿且未及时治疗，常常造成皮肤黏膜破溃，形成长期排脓的瘘口。如感染较重，也可造成畏寒、发热、头痛、乏力、身体不适等全身症状。

对于口腔颌面部感染的治疗，可根据不同情况选择药物治疗或进行手术。

❖❖ 口腔颌面部损伤

口腔颌面部损伤多由工作、运动、交通事故和生活中的意外伤害所致，根据损伤发生的部位可分为口腔颌面部软组织损伤、牙槽突骨折、颌骨骨折、颧骨颧弓骨折、鼻骨骨折、眼眶骨折和全面部骨折等。

口腔颌面部软组织损伤通常为发生在脸颊、舌头、上腭、嘴唇、鼻子等处的擦伤、挫伤、刺割伤、撕裂伤和咬伤。

牙槽突骨折多见于上颌前部，常伴有嘴唇和牙龈的撕裂肿胀、牙松动、牙折或牙脱落。其典型临床表现为摇动损伤区的牙齿，邻近数牙和骨折片也随之移动。

颌骨骨折分为上颌骨骨折和下颌骨骨折。上颌骨骨折通常表现为骨折段移位、咬合错乱、眶内眶周组织出血水肿、颅脑损伤或颅底骨折。下颌骨骨折通常表现为骨折段移位、咬合错乱、骨折段动度异常、下唇麻木、张口受限和牙龈撕裂。

颧骨颧弓骨折通常表现为颧面部塌陷畸形、张口受限、复视、眶下神经损伤。

鼻骨骨折通常表现为鼻子移位和畸形、鼻出血、鼻通气障碍、眼睑部瘀斑、脑脊液鼻漏。

眼眶骨折通常表现为骨折移位、眼球凹陷、复视、眶周瘀血肿胀、眶下区麻木。

✧✧✧ 口腔颌面部肿瘤

根据生物学特性和对人体的危害程度，可将口腔颌面部肿瘤分为良性肿瘤和恶性肿瘤两大类。但部分肿瘤的病程较长，具有局部浸润性，其生物学特性介于良性肿瘤和恶性肿瘤之间，称为临界瘤。

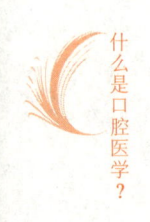

一般来说，良性肿瘤生长缓慢，能够存在数十年。生长方式多为膨胀性生长，体积不断增大，挤压周围组织。良性肿瘤有包膜，与周围正常组织分界清楚，可以移动。患者通常无明显症状，但肿瘤压迫神经、继发感染或恶变时可造成疼痛。组织学结构可见细胞分化良好，细胞形态和结构与正常组织相似。

恶性肿瘤通常生长较快，呈侵袭性生长，没有包膜，与周围组织粘连、边界不清，肿块固定，不可移动。由于恶性肿瘤生长较快且具有较大的破坏性，常发生表面坏死，溃烂出血，并伴有恶臭、疼痛。当其向周围浸润生长时，可破坏邻近组织器官而发生功能障碍。例如：损害面神经可造成面瘫；波及骨组织可造成牙松动或病理性颌骨骨折；侵犯咬肌、颞下颌关节等可引起张口受限。随着肿瘤的生长，癌细胞还可侵入附近的淋巴管和血管，发生转移。若肿瘤发展到晚期，还会引起患者消瘦、贫血、机体衰竭等恶病质症状。组织学结构可见细胞分化差，细胞形态和结构异于正常组织，有异常核分裂。

对于良性肿瘤，一般以外科治疗为主；对于临界瘤，应切除肿瘤周围部分正常组织；对于恶性肿瘤，则根据肿瘤的组织来源、生长部位、分化程度、临床分期、患者身体状况等选择适宜的治疗方法,包括手术治疗、放射治疗、药物治疗等。

❖❖ 唇腭裂

唇腭裂是口腔颌面外科最常见的先天畸形,是唇裂和腭裂同时发生造成的疾病。

唇裂俗称"兔唇",可分为单侧不完全性唇裂(裂隙未裂至鼻底)、单侧完全性唇裂(整个上唇至鼻底完全裂开)、双侧不完全性唇裂(双侧裂隙均未裂至鼻底)、双侧完全性唇裂(双侧上唇至鼻底完全裂开)和双侧混合性唇裂(一侧完全裂开,另一侧不完全裂开)。此外,临床上还存在隐性唇裂,即皮肤和黏膜未裂开,但其下方肌层未能联合或错位联合,导致出现浅沟状凹陷和唇峰分离等症状。

腭裂可分为软腭裂(仅软腭裂开)、不完全性腭裂(软腭完全裂开伴部分硬腭裂开)、单侧完全性腭裂(自腭垂至切牙孔完全裂开,并斜向外侧直至牙槽突)和双侧完全性腭裂(裂隙向两侧斜裂,直至牙槽突)。

唇腭裂严重影响患者颜面美观,同时由于解剖形态的异常,患者通常出现吮吸、发音、听力等多方面的功能障碍。

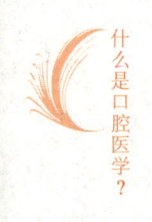

✥✥ 其他

牙颌面畸形是一种因颌骨生长发育异常引起的颌骨体积、形态结构,以及上下颌骨之间及其与颅面其他骨骼之间的位置关系失调,表现为颜面外形异常、咬合关系错乱与口颌系统功能障碍,又称为骨性错𬌗。

近年来,颞下颌关节紊乱病受到越来越多人的关注。它并非指单一疾病,而是一类病因尚未完全清楚、有相同或相似临床表现的疾病的总称。一般出现颞下颌关节区及(或)咀嚼肌疼痛,下颌运动异常伴功能障碍,关节弹响三类症状。

唾液腺疾病包括腮腺炎、舍格伦综合征、唾液腺结石病、唾液腺肿瘤等。

口腔颌面外科的内容繁多,还有许多疾病等着我们去揭开它神秘的面纱。

➡➡ 口腔颌面外科医生的绝技

✥✥ 牙拔除术

什么时候需要拔牙?拔牙有什么禁忌证?别着急,我们一起往下看。

随着口腔医学的发展,拔牙适应证正在不断变化。

目前，口腔临床诊疗以保牙为首要目标，但如果牙体组织龋坏或破坏严重、用现有的修复手段无法恢复和利用的可以拔除；根尖周病变不能用现有方法治愈的可以拔除；牙周病晚期，牙槽骨严重吸收，采用常规和手术治疗已无法取得牙的稳固和功能时可以拔除；引起邻牙牙根吸收、冠周炎、邻牙龋坏的埋伏牙、阻生牙可以拔除；影响恒牙萌出的滞留乳牙应该拔除。临床医生应根据患者具体情况进行分析，综合判断患牙是否需要拔除。

在拔牙前，医生需要对患者进行详细的术前检查和评估，排除拔牙禁忌证。如果出现以下情况，应禁止或暂缓拔牙：有近期心肌梗死病史；近期心绞痛频繁发作；心脏病合并高血压；血压高于 24/13.33 kPa；未控制且严重的糖尿病；急性白血病；等等。

在完成术前各项准备工作后，应根据所拔患牙的位置和难易程度，选择适宜的麻醉方法进行麻醉。在麻醉起效前，医生不能离开患者，并需要严密观察患者的反应。医生经检查确认麻醉起效，再次认真核对应拔患牙的牙位后，按照分离牙龈、挺松患牙、安放牙钳、患牙脱位的步骤进行患牙拔除。拔牙后，应对牙根、牙龈、拔牙窝、牙槽骨进行检查，处理拔牙创。

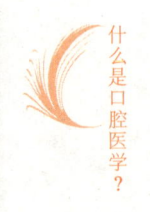

为了保证伤口愈合、防止术后出血,拔牙后 24 小时内不可刷牙或漱口,拔牙当日不宜进食过热、过硬的食物,不宜剧烈运动,不能用舌头舔伤口,更不能吮吸伤口。

✥✥ 脓肿切开引流术

对于口腔颌面部感染患者,若形成脓肿,可以考虑行脓肿切开引流术。

切开引流的目的是使脓液和腐败坏死物迅速排出体外,解除局部肿胀、疼痛和张力,防止舌根、口底的脓肿造成窒息,防止颌周间隙的脓肿造成骨髓炎,同时也是为了预防感染向颅内和胸腔扩散或侵入血液循环,造成严重并发症。

但是,脓肿切开引流术有着严格的指征,不能随意进行。常见的指征包括:局部疼痛加重并呈搏动性跳痛;炎性肿胀明显,皮肤表面紧张、发红、光亮;触诊时有明显压痛点、波动感;深部脓肿经穿刺有脓液抽出;急性化脓性炎症经抗生素控制无效,出现明显的全身中毒症状;等等。

在进行切开引流时,为达到体位自然引流的目的,切口位置应在脓腔的低位。切口应尽量选在愈合后瘢痕隐蔽的位置，顺皮纹方向切开。手术操作应准确、轻柔。根据脓肿的位置、深浅和大小，可选用适宜的引流方法。

✣✣ 清创术

口腔颌面部损伤患者只要全身情况允许，或经过急救后全身情况好转、条件具备，就应该对其局部创口进行清创术，目的是预防创口感染，促进组织愈合。清创术主要包括以下几个步骤：(1)冲洗创口。先用无菌纱布盖住创口，然后用肥皂水、外用盐水洗净创口周围皮肤，然后在局部麻醉下用大量生理盐水和1%过氧化氢交替冲洗创口，也可用低浓度碘伏擦洗或浸泡伤口，同时用纱布反复擦洗创面，尽可能清除创口内的细菌、泥沙、组织碎片和异物。(2)清理创口。在冲洗创口后，应对创口进一步清理，在尽可能保留受伤组织的同时去除坏死组织和异物。(3)缝合。在清创后应对创口进行严密缝合促进组织愈合。对可能发生感染者，可在创口内放置引流物。已经发生明显感染的创口不应缝合，待感染控制后再行处理。

✣✣ 颌骨骨折的复位与固定

颌骨骨折应及早进行治疗。但如果合并颅脑、重要脏器或肢体严重损伤时，则应首先抢救伤员的生命，待全

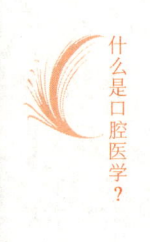

身情况稳定或好转后,再行颌骨骨折的处理。颌骨骨折的治疗原则是骨折的解剖复位、功能稳定性固定、无创外科和早期功能性运动。

颌骨骨折复位的目标是恢复原有的咬合关系,根据不同的骨折情况,可选择不同的复位方法。对于新鲜骨折且移位不大的线性骨折,可以选择手法复位,即在局部麻醉下用手法推动骨折段回到正确的位置。对于手法复位效果不佳或骨折后2～3周的患者,可选择牵引复位,包括颌间牵引、颅颌牵引,也可选择手术切开复位。手术切开复位是指通过手术显露骨折部位,新鲜骨折采用器械使之复位,陈旧性骨折采用骨锯进行截骨,然后根据恢复咬合关系和面形的要求移动截开的骨块,达到复位的目的。

为了保证骨折块复位后在正常位置愈合、不再移位,必须采用稳定可靠的固定方法,具体包括单颌固定、颌间固定和坚强内固定。坚强内固定能够抵消影响愈合的各种不良应力,维持骨折块处于正确的位置,避免口腔卫生不良等问题,已成为颌骨骨折治疗的首选方法。

❖❖ 唇腭裂多学科综合序列治疗

唇腭裂多学科综合序列治疗就是在患者从出生到长

大成人的每一生长发育阶段,治疗其相应的形态缺陷、功能障碍和心理问题。有计划地在治疗的最佳时期,采用最合适的方法,得到最好的结果。具体来说,就是由多学科医生参与,在患者适当的年龄,按照约定的程序对唇腭裂患者进行系统治疗。

一般认为,唇腭裂的序列治疗要经过以下几个步骤:(1)出生后评估。若发现新生儿患有唇腭裂,应及时到口腔颌面外科医生处进行评估。(2)3～6个月时行唇裂整复术。唇裂整复术的最佳手术时间为出生后3～6个月,体重达5～6 kg以上。(3)1岁时行腭裂修复术。患儿1岁左右时可进行口腔内上腭部裂隙的修复。(4)3～4岁时开始语音训练。唇腭裂患儿在腭裂修复术后需要进行语音评价和相关治疗。一部分患儿通过科学有效的训练,可以恢复正常的语音功能。另一部分患儿可能需要先进行腭咽成形术,为正常的发音创造条件后,再进行语音训练。(5)7岁左右开始早期矫治。由于先天发育及后天手术的影响,唇腭裂患儿通常会出现牙列拥挤、牙齿错位等问题。在该阶段,患儿应到正畸科进行检查,评估是否需要进行早期矫治。(6)9～11岁时完成牙槽突裂植骨术。伴有牙槽突裂的患儿在9～11岁时,需要进行牙槽突裂植骨术,让原本断裂的牙槽骨重新连接在一起。

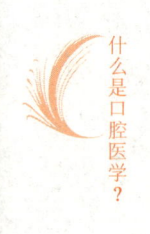

(7)12～13岁左右开始全面的正畸治疗。由于唇腭裂患儿错𬌗畸形的发生率较高,在牙齿基本替换完成后应到正畸科进行详细检查和评估,做出系统而全面的正畸治疗计划。

✦✦ 正畸正颌联合治疗

对于存在牙颌面畸形且不能通过单纯正畸治疗掩饰的患者,应进行正畸正颌联合治疗。口腔颌面外科医生需要与口腔正畸医生联合制定治疗方案,进而严格按照治疗程序进行治疗。

术前正畸治疗:这一阶段的目的不是通过正畸来矫正牙颌畸形,而是为成功进行正颌外科手术做准备,因此这一阶段的矫治原则与一般的正畸治疗不一样,主要体现在:(1)排齐牙列,去除牙代偿性倾斜和𬌗干扰,释放限制颌骨移动的因素。(2)拓展牙间间隙,分开牙根,便于骨切开术的顺利进行。(3)矫正异常𬌗曲线,协调上下牙弓宽度。(4)建立正常稳定的咬合曲线,防止术后畸形复发。

正颌外科手术:当术前正畸治疗结束后,口腔颌面外科医生需要与口腔正畸医生一起对原治疗方案再次进行评估和预测。正确的术前设计和对预定方案的顺利实施是保证手术成功的重要条件。常用的正颌外科手术术式包括上颌前部骨切开术、下颌支矢状骨劈开术、Lefort Ⅰ型骨切开术等。

术后正畸与康复治疗：这一阶段正畸的目的是进一步排齐牙列和整平牙弓，关闭牙列间隙，并对牙位和𬌗位做精细调整，最终建立起良好稳定的𬌗关系。目前，正颌外科手术多采用坚强内固定技术，术后4～5周即可开始正畸治疗，同时应进行恢复颌周肌肉及颞下颌关节功能的康复训练。

随访观察：正颌外科手术后应定期随访，观察牙颌关系的变化。手术后移动的骨块在愈合过程中通常会出现轻微移位，导致轻度开𬌗、覆盖变浅或加深等，这些问题可以通过术后正畸解决。如果出现明显的畸形复发，应及时处理。在术后正畸治疗完成后，也应定期复查，防止复发。

▶▶ 口腔修复学——化腐朽为神奇的魔法

很早以前，人类就开始了修复缺失牙和保持咀嚼功能的尝试。在公元前400～前300年的腓尼基人下颌骨标本上，可以看到金丝将两个去除牙根的中切牙结扎于

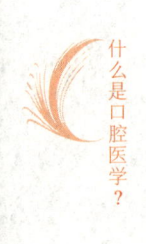

两侧两个邻牙上,这是目前最早的关于固定修复体的实体证据。1478年,法国出版的《外科学》中记述了用异体牙或小牛骨雕刻成人工牙修复患者少量缺失牙的方法。16世纪,出现了用木头雕刻全口义齿,用兽骨、象牙雕刻局部义齿的记载。18世纪,美国第一任总统华盛顿镶配了由木头雕刻、弹簧辅助固定的全口义齿。19世纪中叶,人们开始用陶瓷烧制牙,用橡胶制作义齿,用金、银等金属制造牙冠和固定桥。

在我国,关于口腔修复的历史也十分悠久。宋朝楼钥所著的《攻媿集》中《赠种牙陈安》一文就有"陈生术妙天下,凡齿之有疾者,易之以新,才一举手,使人终身保编贝之美"的记载。马可·波罗的游记中也写道,"这个省的男人和女人,都有用金箔包牙的风俗,并且依照牙的形状包镶得十分巧妙,还能保持与牙间的一致性"。这些都清晰地记录了我国口腔修复学的发展。

新中国成立以后,通过全体修复工作者的共同努力,我国口腔修复学取得了很大进步,修复缺牙的思想深入人心,临床操作规范化程度逐渐提高,兼顾美观和功能的粘接修复技术快速发展,固定修复比例明显上升,种植技术广泛应用。精细印模、人工智能、CAD/CAM、精密铸造等先进技术为传统修复工艺注入强劲动能,我国智能化设计与仿真修复已进入国际先进行列。

➡➡ 口腔修复学学什么?

口腔修复学是应用符合生理的方法,采用人工装置修复口腔及颌面部各种缺损并恢复其相应生理功能,预防或治疗口颌系统疾病的一门临床科学。人工制作的、用于修复口腔及颌面部缺损的装置统称为修复体。

根据缺损类型和修复方式的不同,我们大致将口腔修复学分为牙体与牙列缺损修复和牙列缺失修复等。

✤✤✤ 牙体与牙列缺损

牙体缺损是指牙体硬组织不同程度的外形和结构的破坏、缺损或发育畸形。牙体缺损会造成牙体形态、咬合和邻接关系的异常,影响牙髓和牙周组织甚至全身健康,对咀嚼、发音和美观等也会产生不同程度的影响。

牙列缺损是指在上颌或下颌的牙列内有数目不等的牙缺失,同时仍余留有不同数目的天然牙。牙列缺损会造成邻牙倾斜、对𬌗牙伸长、牙周组织损伤等问题。牙列缺损的修复方法有固定局部义齿、可摘局部义齿、种植义齿等。

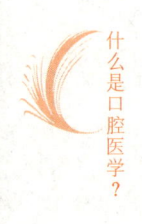

❖❖ 牙列缺失

牙列缺失是指整个牙弓不存留任何天然牙或牙根。牙列缺失会导致患者出现一系列组织改变，包括牙槽嵴萎缩，上、下颌骨逐渐失去原有的形态和大小。由于牙槽嵴的不断吸收，与之相关联的软组织也发生相应的变化，如唇颊沟和舌沟间隙变浅、舌体变大、唇颊凹陷、鼻唇沟加深、呈衰老面容等。

为牙列缺失患者制作的义齿称为全口义齿，由基托和人工牙两部分组成。全口义齿靠基托和黏膜紧密贴合及边缘封闭产生的吸附力和大气压力产生固位，吸附在牙槽嵴上，借基托和人工牙恢复患者的面部形态和功能。

除了上述内容，口腔修复学还包括牙列缺损/缺失的固定-活动义齿修复、牙列缺损/缺失的覆盖义齿修复、颌面缺损修复等。

➡➡ 口腔修复医生的"以假乱真"

❖❖ 牙体缺损的修复

进行牙体缺损的修复，首先应该去除造成牙体缺损的病因，治疗病变，使缺损不再继续发展。其次必须正确地恢复患牙的生理形态和美观、发音、咬合功能，完成的修复体需要具备一定的强度和固位力,能够预防病变的发生。

牙体缺损的修复主要包括以下几个步骤:(1)比色。用比色卡与天然牙对照比色,在征求患者意见的基础上选出合适的修复体颜色。(2)牙体预备。不同的修复体有着各自的牙体预备要求,按照不同修复体的牙体预备要求磨除牙体组织,同时注意去除病变组织,防止损伤邻牙,保护脸颊和舌头等软组织,防止温度过高损伤牙髓,等等。(3)印模制取。口腔印模是指口腔有关组织的阴模,反映了与修复有关的口腔软硬组织情况。(4)暂时修复体制作。暂时修复体是在固定修复的牙体预备后至最终固定修复体完成前,患者不能自由摘戴的临时性修复体,包括暂时冠、暂时贴面、暂时嵌体等。它可以保护牙髓,保持咬合稳定,维持间隙,并且可以在一定程度上恢复咀嚼功能,提供形态、位置、美学等信息,有利于最终修复体达到最佳的效果。(5)转移咬合关系。通常只要将上下颌模型相对咬合,就能得到上下颌牙的正确位置关系。如果该方法不行,则需要通过蜡、硅橡胶或 殆堤记录。(6)工作模型。将模型材料灌注于印模内可得到与口腔内面完全一致的工作模型,进而可以在工作模型上制作修复体。(7)修复体的加工制作。(8)戴牙完成。在

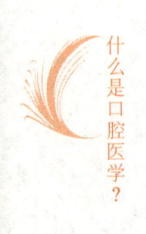

修复体制作完成后,患者进行第二次复诊。去除临时修复体,将最终修复体在基牙上就位,检查邻接关系、咬合关系和颈缘密合情况并做必要的调整。若试戴良好,则通过粘接剂粘固修复体,完成戴牙。(9)医嘱。交代患者修复后注意事项,如有不适及时复诊。

牙列缺损的固定局部义齿修复

固定局部义齿指修复牙列中一个或几个缺失牙的修复体。它通过粘固剂、粘接剂或固定装置与缺失牙两侧预备好的基牙或种植体连接在一起,从而恢复缺失牙的解剖形态和生理功能。由于不能由患者自由摘戴,故被称为固定义齿。又由于它的结构像桥梁,因此也被称为固定桥。

固定局部义齿由固位体、桥体和连接体三部分组成。固位体是固定桥粘固或粘接于基牙上的部分,桥体是固定桥恢复缺失牙形态和功能的部分,而连接体是桥体和固位体连接的部分。

根据结构,固定局部义齿可分为双端固定桥、半固定桥和单端固定桥。以上任意两种或三种的组合又称为复合固定桥。临床上应根据具体的缺牙情况进行选择。

固定局部义齿修复成功很大程度上取决于修复体的

设计。在对患者口腔情况充分了解、与患者充分沟通、对患者高度负责的基础上,才能够进行固定局部义齿的设计。在设计过程中,应遵循恢复缺失牙形态和功能、保护基牙和口腔组织、维护患者身心健康、严格把握适应证的设计原则。

基牙是固定桥修复的基础,其选择是修复体设计中的重要一环。基牙的主要功能是支持固定桥,负担着基牙自身和桥体额外的力,故要求基牙要有足够的支持负重能力;同时,固定桥通过固位体固定在基牙上,故要求基牙有良好的固位。此外,由于固位桥将各个基牙连接成一个整体,故存在多个基牙时,基牙间应该能够取得共同就位道。因此,选择基牙时,应综合考虑支持与固位、共同就位道两方面。

固位体设计时应遵循以下原则:有良好的固位能力和机械性能,能够抵抗各种外力而不会松动、脱落或破损;能够恢复基牙的解剖形态与生理功能;能够保护牙体、牙髓和牙周组织健康,预防口腔疾病的发生;能够取得固定桥所需的共同就位道;材料的加工性能、机械强度、化学性能和生物相容性良好;经久耐用,不易腐蚀和变色。

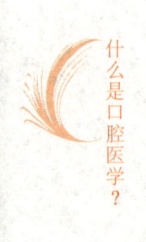

桥体设计时应达到以下要求：能够恢复缺失牙的形态和功能，维护牙弓完整性；具有良好的自洁作用；具有足够的机械强度，材料化学性能稳定，经久耐用，有良好的生物安全性；形态色泽美观舒适；桥体咬合面大小和形态与基牙的支持和固位力相适应；桥体牙龈面大小适宜，接触式桥体不压迫黏膜，悬空式桥体便于清洁。

✤✤ 牙列缺损的可摘局部义齿修复

可摘局部义齿利用天然牙、基托下黏膜和骨组织做支持，依靠义齿的固位体和基托来固位，用人工牙恢复缺失牙的形态和功能，用基托材料恢复缺损的牙槽嵴、颌骨及其周围的软组织形态，是一种患者能够自行摘戴的修复体。

与固定局部义齿相比，可摘局部义齿适用范围广，基牙要求低，牙体预备量少，但异物感明显，使用寿命短，可能影响发音，咀嚼效能稍差。

可摘局部义齿一般由支托、固位体、连接体、基托和人工牙组成。支托由金属制作，放置于天然牙上，用以支持义齿、防止义齿龈向移动、传递咬合力。固位体是用以固位、支持和稳定的重要部件，各种卡环即为固位体。连接体将义齿各部分连接在一起，同时还能够传递和分散咬合力。基托覆盖在缺牙区牙槽嵴及相关牙槽嵴唇颊舌侧及硬腭区上，其主要作用是供人工牙排列附着、传导和分散咬合力到其下的黏膜和骨组织，同时将义齿各部分连成一个整体。人工牙是代替缺失牙，用以恢复牙齿形态和功能的部分。

可摘局部义齿的设计应该满足保护基牙和其他口腔组织健康、适当恢复咀嚼功能、具有良好的固位和稳定作用、舒适美观、坚固耐用、容易摘戴的基本要求。

在支持设计方面，可摘局部义齿有牙支持、黏膜支持和混合支持三种支持方式，其中最有效、最重要、应尽量争取的是天然牙支持。因此，可以考虑设置恰当的支托。而对于需要利用黏膜支持的游离端义齿，则应尽可能伸展基托，制取功能印模，以获得良好的黏膜支持。

在固位设计方面，可摘局部义齿的固位主要靠各类卡环的弹性卡抱作用。某些缺牙较多的大基托义齿，其基托—唾液—黏膜间的吸附力和表面张力也提供了一定的固位作用。

在稳定设计方面，为了预防和消除义齿在行使咀嚼功能的过程中出现翘起、摆动、选择和下沉等现象，可以从增设平衡力和消除支点两方面入手，具体方法包括设

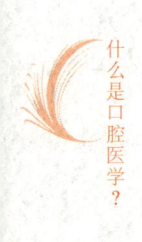

置间接固位体、设计导平面和导平面板、设计跨𬌗义齿、制取功能印模、恰当选排人工牙等。

在连接设计方面,通常选用刚性良好的金属支架,以保证咬合力被充分传递到基牙上。非游离端义齿的基托可以设计得尽量小巧,以减少义齿覆盖面积、利于清洁、降低不适感。游离端义齿的连接体和基托可适当扩大,并在游离端缺牙区制取功能印模,以争取更多的黏膜支持。

总之,可摘局部义齿的设计始终应遵循保护基牙及其他口腔组织健康的原则,对支持、固位、稳定、连接进行具体设计。

✣✣ 牙列缺失的全口义齿修复

要使全口义齿达到良好的修复效果,义齿必须要有良好的固位和稳定。

患者的口腔解剖形态、唾液质量、基托面积大小、边缘伸展等因素均与义齿固位息息相关。在进行全口义齿设计时,应在不妨碍周围组织正常活动的情况下尽量伸展基托边缘,并与移行黏膜皱襞保持紧密接触,从而获得良好的封闭作用和义齿的固位。

为了增强义齿的稳定性，应围绕咬合关系、排牙、基托磨光面形态进行设计，使其与唇、颊、舌肌功能运动协调。全口义齿戴在无牙颌患者口内时，上下牙列的扣锁关系应符合该患者的上下颌位置关系，上下牙列间应有均匀广泛的接触，这样的咬合关系才能有助于义齿的固位。全口义齿的人工牙排列应排在原自然牙列的位置上，避免产生唇颊舌肌的侧向推力。基托磨光面应设计成凹面，唇颊舌肌作用在基托上，能对义齿形成夹持力，使义齿更加稳定。

❖❖ 牙列缺损/缺失的种植义齿修复

种植义齿是指将替代天然牙根的种植体植入颌骨内，获取类似于牙固位支持的修复体。口腔种植学的发展使得种植义齿成为牙列缺损/缺失修复的常规治疗方式之一，并且方法不断简化，安全性、可靠性逐渐提高。

种植义齿主要分为三部分，即种植体、基台和上部结构。种植体是植入骨内替代天然牙根的结构，具有支持、传导、分散咬合力的作用，通常由生物安全性良好的钛金属材料制成。基台是种植义齿穿过牙龈暴露于口腔中的部分，通过中央螺丝与种植体上端连接固定。上部结构的种类较多，可分为可摘上部结构和固定上部结构，后者

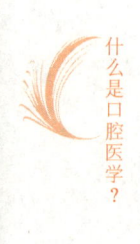

有 3 种修复设计种类,包括种植单冠、种植连冠和种植固定桥。

种植义齿修复应遵循以下原则:正确恢复牙的形态和功能;良好的固位、支持和稳定性;有益于口腔软硬组织健康;坚固耐用、美观。

在临床诊疗过程中,种植义齿修复主要包括以下几个步骤:(1)进行全面的口腔检查,在确定符合手术适应证、排除禁忌证后进行方案制定。(2)进行种植手术,将种植体植入骨内,缝合切口,让种植体在完全封闭的环境中完成骨结合。(3)一般 3~6 个月,骨结合完成后,进行二期手术,安装愈合基台,使种植体穿出牙龈,等待软组织成形。(4)2~3 周,软组织成形后,用永久基台替换愈合基台,进行上部结构的制作。(5)佩戴上部结构,如种植单冠。

▶▶ 口腔正畸学——悄然变美的流量密码

有关口腔正畸的历史,最早可追溯到古希腊的希波克拉底(Hippocrates)关于牙颌颅面畸形的论述。公元 1 世纪时,罗马医师塞尔苏斯(Celsus)教人用手指推牙矫治错位牙,可被视为最原始的矫治技术。1728 年,法国医师皮埃尔·福查(Pierre Fauchard)首先报道了使用机械性矫治器。1772年,英国约翰·亨特(John Hunter)出版了第一本包含口腔正畸内容的书籍《人类牙齿的自然历史》(*The Natural History of the Human Teeth*)。

19世纪末和20世纪初,美国学者爱德华·H.安格尔(Edward H. Angle)将口腔正畸学发展为口腔医学的分支,并先后提出了安格尔错𬌗分类法、E型弓矫治技术、钉管弓矫治技术、带状弓矫治技术和方丝弓矫治技术,为近代口腔正畸学的发展奠定了基础。

我国口腔正畸学的发展始于新中国成立以后。毛燮均教授、陈华教授、席应忠教授和罗宗赉教授等是我国口腔正畸学的奠基人。毛燮均教授从演化、遗传等生物学角度研究错𬌗畸形的发生发展,为口腔正畸学注入了新的内涵。他建立了我国第一个口腔正畸专科诊室,提出了以症状、机制、矫治原则三者结合为基础的毛燮均错𬌗分类法。

20世纪50年代至70年代初,我国主要应用活动矫治器技术;20世纪70年代末,我国开始成立独立的口腔正畸学教研室,口腔正畸学正式成为培养硕士、博士的学科;20世纪80年代初,方丝弓矫治技术开始应用于临床;

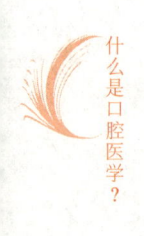

20世纪90年代中期,直丝弓矫治技术开始应用于临床。目前,各种先进的矫治技术在我国临床诊疗中均可见到,标志着我国口腔正畸学的飞速发展。

➡➡ 口腔正畸学学什么?

口腔正畸学是研究错𬌗畸形的病因机制、诊断分析及其预防和治疗的学科。

绝大部分错𬌗畸形是儿童在生长发育阶段,由先天遗传因素或后天环境因素导致的牙齿、颌骨、颅面的畸形,如牙齿排列不齐、上下牙弓间的𬌗关系异常、颌骨大小形态位置异常等。此外,外伤、牙周病等也可造成错𬌗畸形。

错𬌗畸形的临床表现多种多样,包括个别牙齿错位,牙弓形态和牙齿排列异常,以及牙弓、颌面、颅面关系异常。根据安格尔错𬌗分类法,我们可以将其分为以下几类:

第一类错𬌗——中性错𬌗。具体表现为上下颌骨及牙弓的近远中关系正常,磨牙关系为中性关系,即在正中𬌗位时,上颌第一恒磨牙的近中颊尖咬合于下颌第一恒磨牙的近中颊沟内。此时,若口腔内全部牙齿排列整齐而无错位，则称为正常𬌗；若牙列中存在错位牙，则称为中性错𬌗。

第二类错𬌗——远中错𬌗。具体表现为下颌及下牙弓处于上颌及上牙弓的远中，磨牙为远中关系。根据牙齿排列不同，我们又可以进行细分。如果磨牙为远中错𬌗关系，上颌前牙唇向倾斜，则称为第二类第一分类；如果一侧磨牙为远中错𬌗关系而另一侧为中性𬌗关系，且上颌前牙唇向倾斜，则称为第二类第一分类亚类；如果磨牙为远中错𬌗关系，上颌前牙舌向倾斜，则称为第二类第二分类；如果一侧磨牙为远中错𬌗关系而另一侧为中性𬌗关系，且上颌前牙舌向倾斜，则称为第二类第二分类亚类。第二类第一分类患者的临床表现通常为上颌前牙前突、前牙深覆盖、深覆𬌗、开唇露齿等。第二类第二分类患者的临床表现通常为内倾型深覆𬌗、面下部过短、颏唇沟较深。

第三类错𬌗——近中错𬌗。具体表现为下颌及下牙弓处于上颌及上牙弓的近中位置，磨牙为近中关系。如果一侧磨牙为近中错𬌗关系而另一侧为中性关系，则称为第三类亚类。第三类错𬌗患者的临床表现通常为前牙对𬌗、反𬌗或开𬌗、上颌后缩或下颌前突等。大众口中常说的"地包天"，通常就是此类错𬌗。

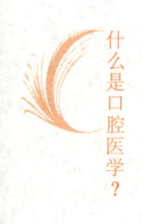

在换牙期间，可能出现一类特殊的"错𬌗畸形"，即暂时性错𬌗现象。它与换牙时期儿童颌骨的生长发育相较于牙齿相对滞后有关。这是恒牙替换乳牙时骨量与牙量仍处于调整状态的自然现象，故暂时不需要矫治。暂时性错𬌗现象具体可表现为：(1)由于侧切牙牙胚萌出挤压中切牙牙根，因此导致上颌左右中切牙之间在萌出早期时出现间隙。(2)由于上颌尖牙位置较高，萌出时压迫侧切牙牙根，因此导致上颌侧切牙初萌时牙冠向远中倾斜。(3)恒切牙萌出时出现轻度拥挤现象。这可能是因为恒牙比乳牙大造成的。随着颌骨的增大和替牙间隙的利用，这种现象会有所改善。(4)上下第一恒磨牙建𬌗初期出现尖对尖𬌗关系。当乳磨牙与前磨牙替换后，利用上下颌替牙间隙的差异可以自行调整为中性关系。(5)上下切牙萌出早期出现前牙深覆𬌗。当第二恒磨牙生长及恒前磨牙建𬌗时，后牙牙槽骨高度有所增加，可能自行解除。

上述提到的替牙间隙是指由于乳尖牙及第一、第二乳磨牙的牙冠宽度总和大于替换后的恒尖牙和第一、第二前磨牙宽度总和，在换牙后出现的间隙。在上颌，单侧替牙间隙约为 0.9～1.0 mm，在下颌，单侧替牙间隙约为 1.7～2.0 mm。

下面,围绕临床常见的错𬌗畸形及其矫治方法进行讲述。

✥✥ 牙列拥挤

牙列拥挤是最常见的错𬌗畸形,它可单独存在,也可伴随其他错𬌗畸形出现,前者为单纯拥挤,后者为复杂拥挤。牙列拥挤的原因是牙量骨量不调,即牙量(牙宽度总和)相对大,骨量(牙槽弓总长度)相对小。对单纯拥挤的诊断主要依靠石膏模型测量牙弓拥挤度,即测量牙弓现有长度与牙弓应有长度的差值。牙列拥挤程度≤4 mm 为轻度拥挤;4 mm＜牙列拥挤程度≤8 mm 为中度拥挤;牙列拥挤程度＞8 mm 为重度拥挤。

牙列拥挤矫治的基本原则:应用各种正畸手段增加骨量和/或减少牙量,使牙量与骨量趋于协调,同时兼顾牙、颌、面三者之间的协调性、稳定性及颜面美观。

增加骨量的方法主要有:通过推磨牙向远中、切牙唇向移动扩展牙弓长度;通过开大腭中缝拓展牙弓宽度;通过功能性矫治器刺激颌骨及牙槽骨生长;通过牵张成骨术等外科手段使牙槽骨生长延长;等等。减少牙量的方法主要有:通过邻面去釉减小牙的近远中径;通过拔牙减

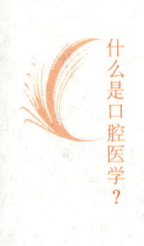

少牙的数量;通过矫治扭转牙,减少牙所占牙弓的近远中空间。

✥✥ 双牙弓前突

双牙弓前突指上下前牙前突而上下颌矢状位置在正常范围内,多由遗传、口腔不良习惯、替牙障碍等原因造成。患者临床多表现为"龅牙",口腔检查见上下切牙明显前倾,上下唇过突且闭合不全。

双牙弓前突的矫治相对容易且预后良好。正畸治疗的主要目标是减小上下前牙和上下唇的突度,改善侧貌和唇闭合功能,同时维持磨牙的中性关系,完善上下牙的排列及咬合关系。临床常常需要减数拔牙配合固定矫治器进行治疗。

✥✥ 双颌前突

双颌前突指上下颌骨同时前突并伴有上下前牙前突,多由遗传等因素造成上下颌骨及牙弓矢状向生长发育过度所致。患者临床多表现为比双牙弓前突更明显的"龅牙",上下唇闭合不全。

由于是骨性错𬌗,双颌前突的治疗难度大。对于畸形较轻的儿童和青少年,可考虑正畸治疗,内收前牙;对于前突严重的成年人,正畸正颌联合治疗是唯一的方法。

❖❖ 前牙反𬌗

下前牙突出，上前牙后缩，下前牙咬在上前牙的唇侧，即为前牙反𬌗。根据致病机制的不同，可分为牙性前牙反𬌗、功能性前牙反𬌗和骨性前牙反𬌗。

牙性前牙反𬌗多由牙齿萌出、替换过程中出现的障碍，导致上下切牙位置异常，颌骨颜面基本正常。其矫治以矫治个别牙错𬌗为主，较为容易且预后良好。

功能性前牙反𬌗多由于咬合干扰、早接触、口腔不良习惯诱发，一般反覆盖较小，反覆𬌗较深，下颌骨大小、形态功能基本正常，但位置前移，显示出轻度的下颌前突。其矫治原则为：去除𬌗干扰，让下颌后退，为颌面的发育建立正常的神经肌肉环境。

骨性前牙反𬌗是由上下颌骨生长不均衡造成的颌间关系异常，表现为下颌发育过度、上颌发育不足、前牙反𬌗，下颌前突。其矫治原则：促进发育不足的上颌生长，抑制发育过度的下颌生长。

除了以上几种错𬌗畸形，前牙深覆盖、后牙反𬌗、后牙锁𬌗、深覆𬌗、开𬌗等在临床上均较为常见。口腔正畸医生应根据各类错𬌗畸形的病因、临床表现等选择适宜的矫治方法，为患者带来美丽笑容！

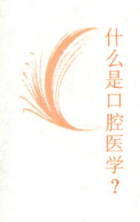

➡➡ 口腔正畸医生的变美法宝

✥✥ 矫治器

正畸医生在诊疗过程中使用矫治器达到治疗错𬌗畸形的目的。矫治器可产生作用力,联合咀嚼肌、口周肌的功能作用力使畸形的颌骨、错位牙及牙周支持组织发生变化,以利于牙颌面正常生长发育。

通常可将矫治器分为固定矫治器和活动矫治器。

固定矫治器需要用粘接剂粘贴在牙齿表面以发挥矫治作用,患者不能自行取下,具有固位良好,支抗充分,适于施加各种类型的矫治力,并有利于多数牙齿的移动,能有效地控制牙齿移动方向等优点。固定矫治器可以做较大范围的牙齿移动,能够改变牙冠和牙根的位置,包括金属托槽矫治器、陶瓷托槽矫治器、舌侧矫治器等。

活动矫治器通常依靠卡环的固位和黏膜的吸附作用进行固位,患者可以自行摘戴,具有便于洗刷,能保持矫治器清洁和口腔卫生,避免损伤牙体牙周组织等优点。活动矫治器常用作小范围的牙齿移动及改善轻微的咬合不良,包括𬌗垫式活动矫治器、带翼扩弓活动矫治器等。

近年来，无托槽隐形矫治器得到了极大发展。它是通过计算机模拟矫治过程，利用弹性透明高分子材料制成的一系列活动矫治器，通过不断的小范围牙齿移动达到矫治牙齿的目的，具有美观、清洁方便、有利于患者保持良好的口腔卫生等优点。

支抗

正畸矫治过程中，任何施加于矫治牙使其移动的力必然同时产生一个方向相反、大小相同的力，能抵抗矫治力反作用力的结构被称为"支抗"。这些结构可以是牙、牙弓，也可以是口唇肌肉、颅面骨骼。矫治牙能否按设计的方向及程度移动，与支抗的设计息息相关。我们可以通过增加支抗牙齿的数目或增大活动矫治器的基托面积来加强支抗，也可以将支抗牙连成一个整体来增强支抗的作用。

近年来，种植体支抗在口腔正畸中的应用愈加广泛。利用钛的生物相容性，可将种植体支抗钉入牙槽骨，形成部分或全部骨结合，以承受矫治力，达到加强支抗的目的。由于种植体支抗钉在牙槽骨中基本不发生移动，也不需要患者的配合，种植体支抗逐渐成为最简洁有效的支抗手段。

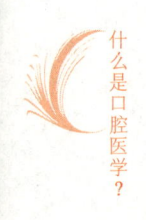

✥✥ **保持器**

错𬌗畸形矫治后,牙和颌骨都有退回到原始位置的趋势,造成复发。为了保持正畸治疗疗效,使牙齿一直处于理想的美观和功能位置,患者需要佩戴保持器。目前,最常见的保持器为负压压膜保持器。它由弹性透明塑料制作而成,外形美观,体积较小,能够覆盖所有牙齿,有利于咬合关系和牙位的稳定。

由于正畸治疗完成后的复发趋势可能始终存在,因此,患者佩戴保持器的时间至少为 2 年。通常第 1 年需要全天佩戴,第 2 年开始可根据具体情况酌情调整,逐步过渡到夜间使用。

口腔医学美学——科学与艺术碰撞的火花

爱美之心,人皆有之。我们通常用"唇红齿白""明眸皓齿""唇如激丹,齿如齐贝"形容人的容貌俊美。口腔颌面部是人们"第一眼印象"的直接信息源。通过科学合理的方法在保障口腔健康的同时,改善口腔颌面美学可以提升人们的自信和形象。口腔医学作为医学的分支学科,其研究范围——口腔颌面部是人类容貌的敏感区之一。由于口腔在解剖生理上的特殊地位和口腔专业的特点,口腔医学与美学的关系十分密切,无论是在基础理论、科学实验中,还是在临床医疗中,都蕴含着丰厚而深广的美学思想及基本原理,因此口腔医学的美学价值远高于其他医学学科。美学素养是口腔医学生乃至所有专业医学生的必备素质之一。口腔医学所需的美学素养除了传统观念中的审美意识外,还应具有医学独有的以患者为对象的敏锐的审美能力、健全的审美观念、身心健全的审美理想及富有情感的审美感受,这种高阶的医学美学素养应是口腔医学生从最初开始医学学习时便需要逐步培养及积淀的。

我国口腔医学美学的基本理论和学科体系结构的发展历程可以归纳为三个历史阶段:孕育阶段、创立阶段和成熟阶段。孕育阶段,人们对这一新兴学科,从最初的非议和观望转向接受和参与,在这段时间,人们对这门学科的理论研究还比较基础。创立阶段,关于口腔医学美学学科的学术研究非常活跃,相关学术研究机构开始组建,学术活动由当初的封闭状态走向开放,国内外同行学者广泛交流。口腔医师在临床实践中真正体会到了美学对口腔医学的作用,其不仅在宏观方面具有指导、启迪作用,而且在微观方面的可操作性特征也越来越明显,甚至成为解决临床某些技术难题的方法之一。成熟阶段,口

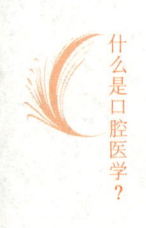

腔医学美学的理论体系日趋完善,基础研究和应用研究向纵深发展,口腔医师的美学思维和临床审美行为经历了从宏观到微观,从抽象到具体,从分散到系统,从理念到运用,从共性到个性,从医学到艺术的融合和提升,使口腔医学与美学的结合逐步走向成熟。

目前,我国口腔医学美学已发展为口腔医学与美学、医学人文等多学科交叉形成的独立学科,是医学美学的重要组成部分。口腔医学美学侧重研究、阐明口腔医学领域里的美、审美及其规律性问题,并为口腔正畸学、牙周病学、牙齿美学修复技术、口腔颌面外科学和种植义齿修复等口腔医学实践提供美学实施的指导方针和技术方法,有助于培养和丰富口腔医学生的职业情操与技能,提升其美学和人文素养。

➡➡ **口腔医学美学学什么?**

口腔临床医学四大主干学科均与医学美学关系密切。现代口腔医学要求将科学与艺术融为一体,要求口腔医学生不仅要具备扎实的专业功底,还要具备审美能力、素描能力、雕刻能力、美学修养和艺术修养。以口腔正畸学为例,在整个错𬌗畸形矫治的临床工作中,美学思想应贯穿整个矫治设计理念、矫治过程和疗效评价中。

这就要求口腔医学生不断开拓思维,从牙齿排列中将患者的性别、个性等要素具体加以体现,使治疗后的牙列和面部外形既表现出良好的功能,又具有动态美。这样的矫治目标要求口腔医学生不仅要具备丰富的颅面、牙颌解剖结构知识及对容貌美的理解,而且对具体的患者要结合审美意识、审美要求及具体条件,做出符合个性特征的美学设计,维护和再塑面下 1/3,使牙颌畸形矫治从单纯的排列,提高到创造容貌美的新层次。随着生活质量的提高,患者不仅要求治疗疾病,还要求治疗后符合美的原则,这就要求医务工作者在临床实际中运用美学理念,采取最优的医疗手段,使患者早日恢复健康的同时,满足患者的审美需求。

尽管不同人种有着鲜明的美学特征,但都反映着和谐、对称和平衡这三大美学原则。口腔颌面部美学的构成基础主要包括以下四个方面:口内白色美学、口内红色美学、唇齿美学和面形美学。口内白色美学,即牙齿美学,评价口内前牙牙列协调性、对称性和平衡性,包括上颌中切牙宽长比及位置、前牙比例、牙列形态、牙列颜色、拥挤度、覆盖、覆𬌗、切缘台阶等方面;其中上牙列形态主要评估对称性。口内红色美学,即牙龈美学,评价口内前牙牙龈的协调性和对称性,包括边缘龈形态、质地、颜色、

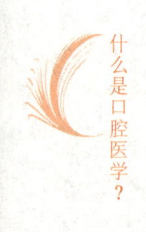

牙龈顶点和牙龈乳头等方面；其中牙龈顶点主要评估对称性。唇齿美学，即牙列和唇红缘的协调性，可从牙尖交错位、下颌姿势位、笑位等三个不同的动态位进行评估；其中笑位又可分为上界、下界和侧界。面形美学，即正面观和侧面观时，面下部与面部整体的协调性；正面观可从瞳孔连线的平衡性、口角连线的平衡性、面部形态的对称性和面下部高度的协调性等考量，而侧面观主要评估鼻颏连线、鼻唇角的协调性。

❖❖ 口内白色美学

上颌中切牙宽长比及位置

有学者称上颌中切牙为口腔美学区的主角，可见其在口腔颌面部美学中的重要性。目前较推荐的上颌中切牙临床牙冠的宽长比为 75%～85%。宽长比越小时，上颌中切牙的临床牙冠越窄长。上颌中切牙的位置包括垂直向、轴向、水平向的三维关系，广义上来说，上颌中切牙的位置需要综合考量切缘平面、中侧切牙切缘台阶、覆盖、覆𬌗及间隙大小等因素。其中垂直向的位置是微笑美学的重点，也是微笑美学设计的起始点。理想的上颌中切牙的切缘位置应在微笑时与下唇相切，在息止颌位时,上颌中切牙唇面暴露量为1~4mm。

上颌前牙比例及上颌牙列对称性

1978年,爱德文·莱文(Edwin Levin)提出从正面观,上颌中切牙、侧切牙、尖牙的宽度比应该为"黄金比例",即侧切牙的宽度为中切牙的62%,而尖牙的宽度也为侧切牙的62%。然而,"黄金比例"在天然牙列中存在较少。目前常用的是"重复美学比例",该比例指正面观时,上颌中切牙、侧切牙和尖牙的宽度比为一个固定常数,此数值可根据患者情况由医师和技工选择。上颌牙列的对称性显然也影响美学效果,而且越接近面中线,大众对对称性的要求越高,因此,上颌中切牙的对称性尤为重要。有研究指出当左右上颌中切牙差异达到0.5 mm时即被大众认为是不美观的。此外,对称牙列的牙中线须与面中线一致。

牙列形态、颜色、拥挤度及牙间隙

牙齿呈抛物线形或双曲线形、椭圆曲线形、幂函数曲线形,在颌骨中排列成牙弓,从美学角度我们主要关注牙弓唇颊面的外观对容貌的影响。两侧第一对尖牙之间的一段牙弓形态美学意义最为重要,由此向远中的部分受口裂宽度和光线照明条件限制,对容貌的影响递减。牙

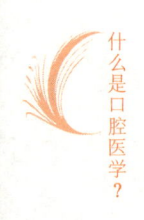

列颜色也影响着前牙美学。有研究指出,在美学治疗的后期对牙齿进行漂白可提高最终的美学效果。牙列拥挤就是人们常说的牙齿不齐,牙列拥挤和牙间隙均为牙量和骨量之间不匹配而导致的错𬌗畸形。牙列拥挤度对正畸治疗的方案设计至关重要,拥挤度增加,减数矫正的概率也随之增加。目前学术界关于美学区牙间隙的意见不一。有文献指出,低于 2 mm 的牙间隙不易被大众察觉。但也有学者提出牙间隙位置的不同对美学的影响也不同:牙间隙的位置越靠近牙中线,其对美学的影响越大。同时,该研究也指出大众不易识别侧切牙的远中间隙。因此,如果正畸治疗之后,仍存在较小间隙的话,可将间隙分布于侧切牙远中。

覆盖、覆𬌗及切缘台阶

覆盖和覆𬌗分别描述的是上下牙列在牙尖交错位时,上下颌牙前后向和上下向的关系。正常覆盖为上前牙切缘到下切牙唇面的水平距离在 3 mm 以内,正常覆𬌗为上前牙的切缘咬在下前牙唇面的1/3以内。切缘台阶指的是上颌中切牙与侧切牙切缘的垂直距离。有学者认为理想的切缘台阶应在 1.0~1.5 mm(女性),0.5~1.0 mm(男性)的范围内。女性和男性之间的切缘台阶差异是因为女性适合略凸一些的切缘连线,而男性则适合更为平钝一些的。目前，许多正畸医师仍然推荐侧切牙的切缘稍高于中切牙 0.5 mm，也有文献指出当该台阶稍高于推荐值时，会减少前伸𬌗干扰。咬合平面平衡性指的是牙尖交错位时左右象限的牙列连线与水平面平行，无偏移和转动。

口内红色美学

边缘龈形态、质地及颜色

正常的牙龈形态应该呈珊瑚粉色，边缘呈刃状，紧紧包绕牙齿颈部并充满牙邻面间隙，有点彩，质地坚韧而有弹性。当牙龈的波浪状连续性外观破坏导致临床牙冠不规则，甚至牙根面或种植体暴露，或者牙龈质地改变时，势必会降低其美学水平。尤其是上前牙唇侧骨板较薄和薄扇形牙龈的患者，接受种植术后牙龈退缩的风险较高，应在术前完善美学风险评估，根据软硬组织的情况综合设计手术方案。

牙龈顶点及牙龈乳头

牙龈顶点的对称性也是口内红色美学考察的重要指标之一。由于牙齿主动萌出时不对称磨耗，部分人的左右侧上颌中切牙的牙龈顶点存在不对称的现象。近年来，有学者指出大众可以接受的左右中切牙牙龈顶点垂

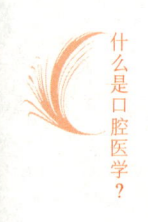

直距离差异常小于 1.5～2.0 mm。牙龈乳头不仅仅是保护牙周组织的主要屏障,也是美学修复中重要的一环。牙龈乳头与邻接点和牙槽嵴顶的距离密切相关,一般认为当两个牙齿之间的牙槽嵴顶距离两牙冠邻接点约 5 mm 时,牙龈乳头可以充满邻间隙。如果牙槽嵴顶距离邻接点过远,则牙龈乳头高度不足以充满楔状隙,便会在两个牙齿的邻间形成"黑三角",这是患者经常提出需要解决的美学问题。在美学修复中可通过调整该邻接点,达到引导牙龈乳头,改善"黑三角"的目的。

❖❖ 唇齿美学

20世纪,阿尔弗莱德·卢基扬诺维奇·亚布斯(Alfred Lukyanovich Yarbus)在设计一个观察人类眼球在不同情况下的运动实验时发现,当观察面部照片时,人的注意力主要集中于唇部和眼部。由此可见,唇齿美学对于社会交往的重要性。另外,相对于其他五官结构,唇部常处于动态运动的过程中,因此,唇齿美学的评估也应是多角度、多方位评估。首先,在牙尖交错位时,唇部闭合,下唇覆盖上前牙的 1/3,唇闭合形态自然美观,上下唇无挤压。其次,在下颌姿势位时,上下唇自然分开,上下牙无接触,上前牙为上唇提供支撑,并露出 1～4 mm。最后,笑位的评估是唇齿美学的重点,也是近年来美学修复的热点之一。但笑容又分为微笑、浅笑、轻笑和大笑等，哪种笑容作为美学评估的标准呢？莱纳德·鲁宾（Leonard Rubin）等将笑容分为三种。第一种：微笑，即闭合式笑容，通常见于见面问候和特定场合，笑时嘴角上扬，笑不露齿；第二种：社交式笑容，通常见于拍照和社交活动。笑时上唇上移，露出牙齿，但下唇运动幅度不大；第三种：复杂式笑容，笑时上唇上移，伴下唇大幅度运动。

笑位的评估本质上是对唇红缘与口内软硬组织的关系评估。评估的内容可分为上界、下界、侧界。笑位的上界，即笑线，为上唇红缘与口腔的交界。下界为下唇红缘与口腔的交界。通常认为，笑弓应该与下唇红缘相切。笑弓、覆𬌗、前牙牙列台阶可通过协作作用使患者得到更佳的美学效果。笑位的侧界，即颊廓，约翰·弗鲁什（John Frush）等将颊廓定义为微笑时，后牙前庭沟与嘴角之间的可见空隙，常以最靠颊面的牙面与嘴角之间的水平距离表示。目前口腔医学美学界关于颊廓大小对微笑美学的影响尚未达成一致观点。

❖❖ **面形美学**

亚洲人的面部较宽短，且由于额头、鼻部、颊部较平坦，因此亚洲人的面部轮廓较浅。尽管不同的人种有各

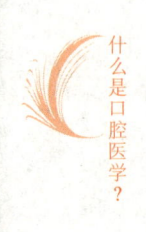

自的面部种族特点,但在外表上有吸引力的人有一定的共通之处。正面观时,理想的脸型应符合"三庭",即面上部、中部、下部等高,或面下部略长一些。水平参考线包括瞳孔连线和口角连线,垂直参考线为面中线。面中线为经过眉心点、鼻尖点的一条假想的参考线,面部以该线分为左右两部分。颜面部以经过眉间点及鼻下点的两水平线将面部分为上 1/3、中 1/3 和下 1/3。此外,面部的对称性也是面部美学评估的要点之一。侧貌的美观性评价主要基于头影测量,其中,鼻颏连线应用最为广泛,是侧貌分型的重要参考线。另一个参考标志为鼻唇角,该角处于正常值范围内是侧貌美学的基本条件。中国人的鼻颏连线常偏后,使得唇部显得突出。

➡➡ 口腔疾病与美学治疗

与口腔医学美学密切相关的口腔临床工作可分为两大部分,第一部分以直接功能与美观矫治服务为主,如针对错𬌗畸形的正畸治疗;第二部分为牵涉美学修复的治疗,如窝洞充填、牙列修复等。牙颌面畸形不仅影响咀嚼、发音、吞咽等功能,而且影响人的容貌,严重时可引起人的性格畸变和心理障碍。正畸矫治可以改善面型、上下颌骨的位置及牙列的排列。正畸美学表现在𬌗的形式美和功能美，这是维护容貌最重要的框架结构。通过正畸治疗，排列整齐牙列，调整牙齿轴倾度以使前牙覆盖关系接近正常，从而使牙齿支撑起唇颊部的丰满度，口角处的轮廓及颜面的长度，维护面部下 1/3 高度，改善唇高度和侧面观。调整上下牙弓中线一致，与面部中线的协调使容貌表现出对称和均衡。通过正畸表现出的𬌗功能美，则使容貌在咬合过程中形成节奏美。正畸美学是美学法则在人体美中集中的反映和体现，是维护容貌美的重要法则之一。而口腔医学的其他学科也与美学关系密切，如口腔颌面外科学的正颌外科及颌面部整形专业与美学直接相关，而针对色泽改变的牙齿漂白技术也是不影响功能的美观修复，口腔内科专业的牙体、牙龈治疗，以及口腔修复专业的牙体缺损、牙列缺损与缺失的修复，都要求在治疗和修复时恢复面部形态及色泽和谐。

先天发育异常可造成口腔颌面部的形态改变，不同的后天口腔疾病也可以影响颜面美观。口腔疾病主要通过色、形、质的改变，对口腔颌面部美学产生影响。

✦✦ 对颜色的影响

许多口腔疾病首先影响到牙齿的颜色，如四环素牙、

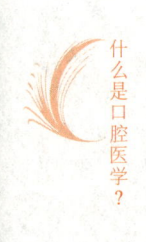

氟斑牙可致使牙齿呈黄褐色改变,遗传性乳光牙也有其独特的颜色改变。龋病在造成牙体缺损的早期可出现白垩色、褐色、黑色的改变。牙髓坏死可导致牙齿红褐色或黑色改变。许多全身及口腔局部的疾病可导致唇红部及牙龈的颜色改变。口腔颌面部缺损修复对皮肤色泽的匹配也是难点之一。

✥✥ 对形态的影响

许多疾病可对面部的形态造成影响。口腔颌面部畸形,特别是错𬌗畸形在临床上有很高的发病率,无论是先天还是后天因素,均可导致牙颌畸形,对颌面形态和美观造成影响,如先天性唇腭裂、牙列拥挤、前牙反𬌗,以及因外伤及肿瘤导致的颌面部缺损及牙颌畸形等。最典型的如龋病可造成牙体的形态缺损,单侧咀嚼习惯可造成颜面发育不对称等。

✥✥ 对质地的影响

牙齿缺失,特别是尖牙的缺失,可导致面部支撑结构丧失,使面部软组织塌陷,呈衰老面容。唇炎可对唇部美观造成色、形、质的改变,出现唇部肿胀、皲裂、渗出、糜烂、结痂等。不良咀嚼习惯可造成咀嚼肌肥大,进一步影响颞下颌关节的健康及口腔功能等。

因此,在口腔疾病治疗的过程中,不仅要恢复口腔的生理功能,还要兼顾美观,即注意缺损的美学修复、形态恢复和颜色匹配等。

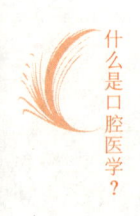

口腔医学生的攻读之路

医者,书不熟则理不明,理不明则识不精。

——《医宗金鉴》

口腔医学教育的目的是培养具有良好职业素质的未来口腔医师或科技创新人才。我国口腔医学教育历经百年风雨,在发展中不断完善并形成适合国情的人才培养体系,为我国口腔医学事业的建立和发展培养了大批优秀人才。在"健康中国"战略及新医科建设的新形势下,从我国口腔医学教育的现状和实现健康中国的需求出发,深度思考口腔医学教育的改革和发展方向,积极探索面向未来的卓越口腔医学人才培养模式至关重要。

▶▶ 口腔医学专业概述

目前,我国口腔医学专业本科基本学制为 5 年。学生按要求完成学业,可被授予医学学士学位。此外,部分高校实行"5＋3"一体化学制(本科＋硕士)和 8 年制(本科＋博士),学生按要求完成学业,可分别被授予医学硕士或医学博士学位。根据不同学制和学位授予的要求,其人才培养各有侧重。

➡➡ 口腔医学学位设置

口腔医学学士:毕业后授予医学学士学位,具有良好的人文素养和职业道德,具备扎实的医学基础理论和临床医学知识,掌握口腔医学的基本理论和临床操作技能,有一定发展潜力并具有创新精神和实践能力。

口腔医学硕士:毕业后授予医学硕士学位,具有丰富的人文和社会科学知识、有良好的职业道德,具有全面、坚实的口腔医学理论基础,熟悉所研究领域的发展动态和研究前沿。具有从事口腔医学科学研究工作的能力和严谨求实的科学作风,熟练掌握一门外语。

口腔医学博士:毕业后授予医学博士学位,具有深厚

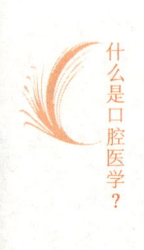

的人文和社会科学知识,有良好的职业道德,有良好的外语交流能力;掌握口腔医学坚实的基础理论和系统的专门知识,了解并掌握本学科的最新进展,具有独立从事口腔医学科学研究和教学工作的能力,在某一领域方向有深入研究。

➡➡ 口腔医学学科体系

从我国现代口腔医学的总发展状况来看,20世纪50年代是口腔医学建立并成长的年代,80年代是口腔医学趋向分化的年代。20世纪末和21世纪初,是口腔医学走向成熟的时代。我国口腔医学正在渐渐缩小与世界先进水平的差距,并且形成了具有中国特色的、完善的口腔医学学科体系。

从学科内涵来看,我国口腔医学研究的范围较国外更为丰富,涉及口腔及颌面颈部各种正常组织及器官的发生、发育、形态和功能维持及增龄性变化的机制研究,口腔及颌面部各种疾病的病因机制及防治研究,口腔及颌面部疾病与全身系统性因素、社会环境因素的关系研究,数字化技术的应用开发、口腔材料及设备的研制与开发等。

从理论体系来看,我国口腔医学主要包括三个方面:

(1)与口腔生物学、口腔解剖生理学、口腔组织病理学、口腔材料学等口腔基础医学相关的理论体系；(2)与牙体牙髓病学、牙周病学、儿童口腔医学、口腔黏膜病学、口腔预防医学、口腔颌面外科学、口腔修复学、口腔正畸学和口腔颌面医学影像学等口腔临床医学相关的理论体系；(3)与口腔医学相关的人文、社会科学理论体系(如口腔医学史等领域)。根据口腔医学多个领域的现有研究进展，结合我国口腔医学、基础医学、临床医学、人文社会科学等多学科的发展进步，口腔医学还诞生了新的理论，包括口腔转化医学理论、口腔医学计算机应用技术理论、口腔疾病-系统性疾病相关关系理论、口腔医学美学理论、口腔医学心理学理论、口腔医学伦理学理论等。

　　从知识基础来看，我国口腔医学在系统科学的基础上，形成了两大知识基础。其一是系统揭示和认识口腔颌面部的发生发育、解剖、生理、病理、病理生理，以及认识和研发用于治疗口腔颌面部疾病的口腔材料的口腔基础医学；其二是涵盖各类口腔颌面部疾病、缺损、畸形预防、治疗、康复和研究的口腔临床医学。口腔基础医学是口腔医学专业必备的专业基础知识。口腔基础医学和口腔临床医学的知识基础各有侧重，相互依存并相互促进提高，两者共同构建了口腔医学的专业知识基础。

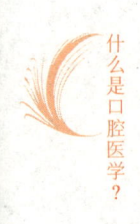

➡➡ 口腔医学人才培养

2019年4月,教育部等相关部门发布"六卓越一拔尖"计划2.0,重点强调了新工科、新医科、新农科、新文科建设。新医科的提出顺应了科技进步与产业变革,将推动中国高等教育的战略改革,使医学模式从疾病医学向健康医学转变。面向未来的口腔医学人才培养,首先应立足"教育强国"和"健康中国"战略,以新医科为统领,以德智体美劳全面发展为着力点,重交叉、广融合、厚人文、强能力,全面推进口腔医学生大健康观念、终身学习能力、创新创业能力、智能素养等新时代需求能力的塑造。

✥✥ 以"立德树人"为根本

面向未来的口腔医学人才培养应始终坚持将社会主义核心价值观融入人才培养全过程,弘扬中华传统美德;将人文教育融入理论和实践教学体系,提升医学人文和职业道德素养;通过多维课程设计、典型案例示范等,将思政教育元素有机融入课程体系,引导医学生树立正确的世界观、人生观、价值观;开展有深度、有温度的思政教育,大力弘扬"大医精诚""医者仁心""敬畏生命"等职业精神,培养学生的医者精神。

✥✥ 探索智能时代培养范式

面向未来的口腔医学人才培养应顺应口腔医学教育数字化、智能化与全球化趋势，促进人工智能、大数据等科技创新成果融入人才培养过程，探索智能时代医学人才培养新范式。基于人工智能过程化数据采集、大数据分析等，实现智能化管理、精准化教学、个性化学习，不断提升人才培养质量和效益。

✥✥ 加强学科交叉融合育人

面向未来的口腔医学人才培养应着眼于新兴和交叉学科，紧跟产业发展趋势，及时修订并优化人才培养目标、内容、方式等；鼓励前沿科技和新兴行业参与，打造多学科交叉融合的中国特色的"口腔医学＋"创新人才培养体系，赋予口腔医学人才扎实的基础、高超的医疗技能、跨学科的知识结构、广阔的全球视野及引领科技发展的创新能力，不断提升其岗位胜任力。

✥✥ 加强国际交流与合作

面向未来的口腔医学人才培养应针对国际化发展的需要和培养适应世界发展变化的新型人才的要求，重视师资队伍的国际化建设，积极推行与国际接轨的课程改

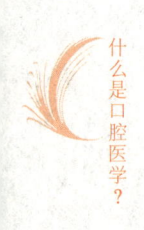

革,并设立暑期国际课程与实践周,定期举办国际夏令营等活动,让学生在校期间就能参与国际交流学习,进而拓宽他们的国际视野,提升他们的全球胜任力。除此之外,贯彻我国"走出去,引进来"的方针,签订本科生、研究生或博士后的联合培养协议,举办多领域、深层次的口腔医学国际学术论坛,邀请国外知名专家到国内进行科研指导和学术讲座,派遣科研人员和青年学者到国外实验室进行访问和培训等,不断深化与国外一流牙医学院的交流合作,进而加强国际协同创新,切实提高我国口腔医学的国际竞争力和话语权。

▶▶ 口腔医学专业的招生与就业

我国口腔医学院校分布范围广,覆盖了全国多个省市自治区,口腔医学教育体系呈现出多学制、多区域和多办学主体的格局。

➡➡ 口腔医学专业全国招生概况

近年来,口腔医学逐渐成为高考志愿填报的热门专业。在完成本科阶段学习后,学生还可进入研究生阶段深造。口腔医学专业的研究生招生类型主要为推荐免试和统一招生考试。其中,推荐免试是由各高校或单位推荐优秀学生免去部分或全部考试内容,直接进入面试环节。统一招生考试则是由中华人民共和国教育部组织考试,分为硕士和博士研究生考试。目前,口腔医学专业博士研究生招生主要采取"申请考核制"的人才选拔模式。

➡➡ 口腔医学专业全国就业概况

总体来说,我国口腔疾病患者比例高,数量大,就诊需求日益增多,但口腔医师严重不足,因此口腔医学在我国具有相当广阔的发展空间。随着中国经济的发展,人们的健康意识和对美的需求不断提高,对于口腔医疗服务的需求迅速增加。近年来,随着口腔健康的持续宣传,我国居民的口腔保健意识逐步增强,口腔医学行业发展前景广阔。

口腔医学毕业生就业范围广泛,除了在相关医学高校、科研院所从事与医学教育、科研、临床实践相关的工作,还可在综合医院口腔科、城市社区医疗服务中心、私人牙科诊所、农村乡镇卫生院、基层口腔专科医院、口腔保健机构从事临床医疗工作。除此之外,部分口腔医学毕业生还可从事口腔医疗器械或口腔护理用品的设计、生产和营销等与口腔医学专业相关的职业。

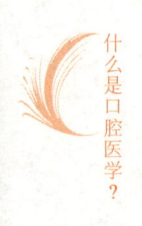

▶▶ 口腔医学本科生教育

口腔医学本科生教育是整个口腔医学教育体系中的第一阶段，其根本任务是为口腔卫生保健机构培养人才，培养具有基本口腔临床能力、终身学习能力和良好职业素质的初级口腔医师。进而为学生毕业后继续深造和在各类口腔卫生医疗保健机构执业奠定必要的基础，使其具备将来胜任口腔临床工作的专业能力和终身学习能力。

➡➡ 口腔医学5年制

口腔医学5年制是我国较长时间内培养口腔医师的主要学制。其培养目标定位于培养具有人文素养，具备医学基础理论和临床医学知识，掌握口腔医学的基本理论和临床操作技能，能通过国家执业医师资格考试，能够在医疗机构从事口腔常见病、多发病诊治和预防工作的口腔医学专门人才。

主干课程有自然科学课程、基础医学课程、人文社会科学及医学伦理学课程、预防医学课程、临床医学课程、口腔医学课程。其中，口腔医学课程包括牙体解剖学、口腔生物学、口腔药物学、口腔材料学、口腔颌面影像诊断学、牙体牙髓病学、牙周病学、儿童口腔医学、口腔黏膜病学、口腔修复学、口腔颌面外科学、口腔正畸学、口腔预防医学、口腔种植学等。

本专业学制为5年,学生完成学业,考核合格,颁发本科毕业证书;符合学位授予条件者,授予医学学士学位。毕业后可选择在口腔医学院、口腔医院、口腔医学科研院所、综合医院口腔科、医药企业、口腔医疗保健企业及其他口腔医疗机构、卫生行政部门等单位工作,也可继续攻读研究生或参加住院医师规范化培训进一步深造。

➡➡ 口腔医学5年制("5+3"一体化)

2015年,教育部决定,自当年起将7年制临床医学专业招生调整为临床医学专业("5+3"一体化),即5年本科阶段合格者直接进入本校与住院医师规范化培训有机衔接的3年临床医学(含中医、口腔医学)硕士专业学位研究生教育阶段,实施一体化人才培养。目前,我国设置口腔医学5年制("5+3"一体化)的院校有四川大学华西口腔医学院、上海交通大学口腔医学院、武汉大学口腔医学院、首都医科大学口腔医学院、天津医科大学口腔医学院、吉林大学白求恩口腔医学院、南京医科大学口腔医学

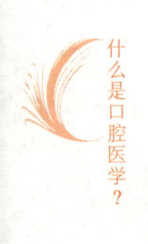

院、浙江大学医学院、山东大学口腔医学院、中南大学湘雅口腔医学院、中山大学光华口腔医学院。

本专业培养目标定位于培养具有扎实的口腔医学基础知识和基础实践操作技能、一定的自然科学基础知识、较强的临床思维和表达能力、良好的职业道德和人文素养,同时具备一定创新精神、国际化视野及较强的发展潜质的口腔医学专门人才。

其主干课程与口腔医学5年制基本相同。本专业学制为8年,学生需要完成5年的口腔医学本科教育和3年的专业型研究生教育。学生在第一阶段(5年本科教育)完成培养方案规定的各教学环节的学习,修完培养方案规定的全部课程,考核成绩合格,修满所要求学分,达到学校对5年制口腔医学专业毕业生提出的要求,准予毕业,颁发本科毕业证书。达到学校口腔医学学士学位授予标准,经学校学位委员会审核合格后,授予口腔医学学士学位。学生在第二阶段(3年研究生教育)按照国家卫生健康委颁布的《住院医师规范化培训内容与标准(2022年版)》总则及细则进行临床轮转36个月,完成临床实践培训相关要求,通过出科考试、阶段考核和医师资格考试,完成学位论文,通过学位论文答辩,经学校审核合格者准予毕业。达到毕业条件者，通过住院医师规范化培训结业考核后，可提出学位申请。达到口腔医学硕士专业学位授予标准者，经学校学位委员会审核合格后，授予口腔医学硕士专业学位。

本专业毕业生具有一定的创新精神，初步的科研能力，较好的发展潜能，以及较强的社会适应能力、人际沟通能力，能独立地、规范地承担本专业常见病、多发病诊疗工作。与口腔医学5年制毕业生一样，可以在相关单位从事医疗、教学和科研等工作。

➡➡ 口腔医学8年制

我国的口腔医学8年制扩办时间较晚，目前四川大学华西口腔医学院、北京大学口腔医学院、上海交通大学口腔医学院、空军军医大学（第四军医大学）口腔医学院、武汉大学口腔医学院、首都医科大学口腔医学院开设口腔医学8年制，每届招生人数在20～40人不等。依据《中国本科医学教育标准——临床医学专业（2022版）》的要求，8年制口腔医学教育实行"8年一贯，整体优化，加强基础，注重临床，培养能力，提高素质"的培养模式。

本专业培养目标定位于具有良好的思想品德和职业

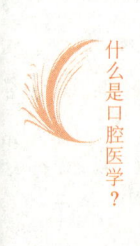

道德,较广泛的社会科学知识,较深厚的自然科学基础知识,较熟练的专业实践技能和解决口腔临床医学实际问题的能力,并具有敏锐的科研思维及较强创新能力和较大发展潜力的高级口腔医学专门人才。

本专业主干课程有自然科学课程、基础医学课程、人文社会科学及医学伦理学课程、预防医学课程、临床医学课程、口腔医学课程。二级学科包括牙体牙髓病学、牙周病学、儿童口腔医学、口腔黏膜病学、口腔预防医学、口腔颌面外科学、口腔颌面医学影像学、口腔修复学、口腔正畸学等。

本专业学制为8年,学生完成各阶段学业,考核合格后,颁发本科和博士研究生毕业证书;符合学位授予条件者,授予医学学士和医学博士学位。在第5年年末,未达到进入二级学科要求或自愿放弃二级学科学习者,将在完成本科阶段培养后分流出口,符合条件者按本科毕业。

本专业毕业生大多数到三级以上医院临床一线,从事临床医疗、医学科研、医学教育等工作,少部分从事临床博士后研究工作,也可到高等医学院校或各级卫生事业管理部门从事医学教育、医学科研、医学教育管理、卫生事业管理工作。

▶▶ 口腔医学研究生教育

研究生教育是学生本科毕业之后继续进行深造和学习的一种教育形式。按照学位等级的不同,研究生可分为硕士研究生和博士研究生两级,前者简称"硕士生",后者简称"博士生";按照学位类型又可分为学术型研究生和专业型研究生两类。

➡➡ 口腔医学硕士研究生

学术型(科学学位)硕士研究生应能掌握基本的实验技能并能运用新的科学研究手段解决口腔医学研究中的问题,具备独立从事研究工作的能力。毕业后可在医学院校或研究机构从事科研工作,或通过国家执业医师资格考试,在医疗机构从事口腔医疗工作,也是学术型(科学学位)博士研究生的重要生源。

专业型(专业学位)硕士研究生应达到高年资口腔住院医师水平,具有独立诊治口腔相应二级学科常见、多发疾病的能力,具有指导本科生实习的初步教学经验和从事临床研究的能力。毕业后在医学院校或医疗机构从事口腔医疗工作,也是专业型(专业学位)博士研究生的重要生源。

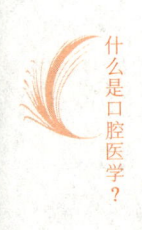

➡➡ **口腔医学博士研究生**

学术型(科学学位)博士研究生应熟练掌握基本的实验技能并能运用最新的科学研究手段、实验方法解决科学研究中的问题;有敏锐的思辨和分析能力,能够跟踪学术前沿,对所研究的领域有创造性的新成果或新见解,表明其具有独立从事科学研究的能力;具有严谨、求实的科学作风。学位获得者可在医学院校或研究机构从事研究工作,或通过国家执业医师资格考试,在医疗机构从事口腔医疗和科研工作。

专业型(专业学位)博士研究生应对口腔专业常见病的病因、发病机制及临床特点有深入了解,能较熟练掌握相应二级学科各类疾病的诊断技术和治疗设计,能独立完成较疑难病例的正确诊治,达到初年资主治医师水平。具有独立从事临床研究的能力,有一定的临床教学经验。毕业后在医学院校或医疗机构从事医疗、教学和科研工作。

➡➡ **主要研究方向**

研究生教育阶段的口腔医学研究方向主要包括口腔基础医学、口腔内科学、口腔颌面外科学、口腔修复学、口腔正畸学等。口腔基础医学是一门专门研究口腔的医学学科，主要研究方向有口腔菌斑性疾病的发病机制和防治、口腔颌面发育与遗传疾病研究、口腔颌面部肿瘤的研究等。口腔内科学的研究方向主要包括牙体病学、牙髓病学、牙周病学、口腔黏膜病学等。口腔颌面外科学的主要研究方向包括口腔颌面部缺损组织工程及功能重建、口腔颌面部肿瘤发病机理及治疗方法研究、唾液腺疾病的临床及机制研究、口腔种植体愈合机制、颞下颌关节临床及发病机理研究等。口腔修复学属于生物医学工程的范畴，主要研究方向包括牙体缺损或畸形的修复治疗，牙列缺损或畸形的修复治疗，牙列缺失的修复治疗，颌面缺损的修复治疗，牙周疾患、颞下颌关节及"𬌗"异常等的预防和治疗，等等。口腔正畸学是口腔医学中的一个重要分支，研究方向主要包括牙颌面错𬌗畸形及功能异常的发生发展、矫治措施与功能重建、正畸与牙周病、正畸与颞下颌关节病、口腔正畸材料学、口腔正畸生物力学与摩擦力学、计算机诊断、牙移动与骨生化学等。

▶▶ 口腔医学毕业后教育

前文提到的本科和研究生院校教育以口腔医学通识教育为出发点，构建学生合理的知识结构，开发学生终身学习和继续职业发展的潜能，目标是培养合格的口腔医

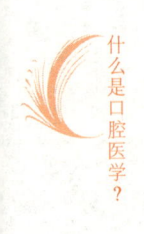

学毕业生。口腔医学毕业后教育建立在院校教育的基础之上，培养具有独立诊治常见病、多发病能力的合格专业医师和独立诊治专科常见疑难病症的合格专科医师，同时，着重满足知识与技能更新，保证持续跟进口腔医疗行业前沿。

➡➡ 口腔医学毕业后教育的必要性

口腔材料器械的发展、医学知识的更新，使得整个口腔医务工作群体有迫切学习新技术、新方法的需求。人民群众健康意识的逐渐增强，也对医务人员提出了更高层次的要求。因此，我国开展口腔医学毕业后教育刻不容缓且任务艰巨。因而，需要不断完善终身教育体系，统筹协调院校医学教育和毕业后教育，使其紧密衔接，合理分工，真正建立起中国口腔卫生人才培养的完善体系，有效培养出合格的口腔医学医疗卫生人才，不断满足人民群众日益增长的口腔健康需求。

口腔医学毕业后教育实施以前，受经济社会发展等各种条件的制约，大多数口腔医学毕业生没有机会到国内顶尖口腔医院接受培训。毕业生到某家医院工作，基本就在这家医院的上级医师的指导下开展临床诊疗工作。而且由于历史原因，不同层级医院的技术水平和综合能力不一，导致到不同医院工作的毕业生后续发展水平差异较大。广大人民群众的就医需求得不到满足，导致大医院"人满为患"，而基层医院"门可罗雀"。实施口腔医学毕业后教育制度，就是要年轻口腔医师有机会到全国最好的一批医院，接受系统且规范的培训，培养相对均质化且具有终身学习能力的口腔医学临床医师，这对于提升医师队伍整体水平，实现"首诊在基层"的医改目标，满足人民群众日益增长的高质量医疗卫生服务需求，具有特殊重大的意义。

➡➡ 口腔医学毕业后教育的主要方式

每一名口腔医学生完成院校教育之后，想要成为独立工作的临床医师，还需要经过系统而规范的培训，并具备终身学习能力。口腔医学毕业后教育在这一成长过程中显得格外重要，其主要方式包括住院医师规范化培训和继续医学教育。

✥✥ 住院医师规范化培训

住院医师规范化培训简称"住培"，是医学生毕业后教育的重要组成部分，是医学生正式向医师转变的关键阶段，在医学终身教育中具有承前启后的重要地位，对提升医务人员综合素质和职业核心能力具有重要作用。我

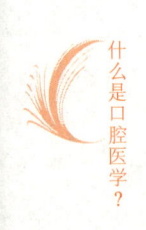

国的住院医师规范化培训经历了探索阶段、试点阶段和全面实施阶段,是我国深化医疗改革和医学教育改革的重大举措。2014年,原国家卫生计生委办公厅颁发了《国家卫生计生委关于印发住院医师规范化培训管理办法(试行)的通知》(国卫科教发〔2014〕49号)。同年印发《住院医师规范化培训基地认定标准(试行)》和《住院医师规范化培训内容与标准(试行)》,分别对培训基地和培训内容与要求做了详细的规定,标志着我国住院医师规范化培训的全面推行。

口腔医学住院医师规范化培训与我国住院医师规范化培训整体发展同步,但在具体培训要求上与其他学科专业有所不同,具有一定的专业特殊性。目前,口腔医学住院医师规范化培训的主要模式是"5+3",即本科毕业生通过3年的"住培",丰富临床理论知识,提高临床实践技能水平,临床诊治能力得到大幅提升,达到临床医师的能力水平,实现从医学生到合格医生的角色转换。

继续医学教育

继续医学教育是以学习现代医学科学技术发展的新理论、新知识、新技术、新方法为重点,注重先进性、针对性和实用性的一种终身性医学教育,目的是使卫生技术人员在整个职业生涯中保持高尚的职业道德和较高的业务水平。继续医学教育的对象是完成毕业后医学教育培训或具有中级以上（含中级）专业技术职务从事卫生技术工作的人员。

我国口腔医学专业继续医学教育的主要形式有学术会议、学术讲座、进修学习、专题讨论会、技术操作示教等短期或长期培训项目。进修学习是口腔继续医学教育最常见的形式之一，医院招收一定数量的进修生，帮助基层口腔医学从业人员更新知识，补充本学科、本专业发展的前沿知识与理论，进而提高其专业理论水平和临床治疗能力。除此之外，中华口腔医学会每年也会针对不同地区、不同水平、不同专业的口腔医师开展继续教育学习班等，也取得了良好的社会效果。

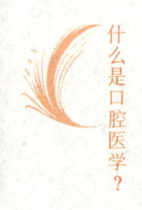

口腔医学生的成长之路

业精于勤,荒于嬉;行成于思,毁于随。

——韩愈

▶▶ 天将降大任于是人也

对口腔医学生而言,向口腔医师的成功转变并非一蹴而就,而要经过长达数年甚至十余年的学医过程,可谓"十年磨一剑,一朝试锋芒"。

➡➡ 职业规划的目的与理论基础

《太公金匮》有言,先谋后事者昌,先事后谋者亡。"谋定而后动"是我国从远古传承下来的智慧,只有经过深思熟虑地谋划,才能做到有的放矢、事半功倍。职业生涯规划也叫作"职业规划",是对职业生涯乃至人生进行持续系统的计划的过程,要求个人结合自身情况、眼前机遇和制约因素,为自己确立职业方向、职业目标,选择职业道路,确定教育计划和发展计划,为实现职业生涯的目标确定行动时间和行动方案。职业规划包含两个重要目的,第一个目的是如何找到适合自己的工作,进行职业规划之前先要进行准确的自我定位,弄清楚自己想要干什么、能干什么,自己的兴趣、才能和学识适合干什么,这是职业规划的基础。第二个目的是通过规划实现职业发展,选择未来各个阶段的发展平台,并做出达成各个平台任务的计划和措施。

我国口腔医学专业教育已有百年历史,通过教学工作的改革创新,我国口腔医学生的综合素质和国际竞争力不断提升,但其职业规划意识和能力仍待进一步提高。2015年,全国口腔医学教育学术年会论文集的研究论文《口腔医学生职业选择与规划分析》针对98名口腔医学生的职业规划进行了问卷调查,分析结果发现有38.8%的学生希望成为全科医生,而46.9%的学生希望成为专科医生;只有3.1%的学生希望从事口腔医学教学或研究工作;66.3%的学生希望在大学附属医院工作,23.5%的学生希望拥有自己的口腔诊所;此外,还有6.1%的学生

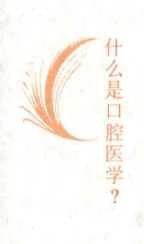

由于工作压力大、收入少和医疗环境不佳等原因希望放弃临床工作。另有研究对386名本科生职业生涯规划教育现状进行了调研,结果发现仅有18.4%的学生对自身专业有一定的了解,有5%的学生从未思考过职业规划问题。这些研究结果表明,目前很多大学生对专业及职业认知不清晰,职业规划意识不强,缺乏对职业现状和发展的认知。究其原因,在于不少学生填报高考志愿时只是听从家长或老师的建议,或仅仅根据当下行业的热门程度进行填报,职业规划理念的忽视是造成口腔医学生对自身职业生涯目标不明确的重要原因。

口腔医学专业是一门具有专业性、交叉性和实践性的应用科学学科,致力于培养具备基础医学、口腔医学的基本理论和医疗预防的基本技能,能够在医疗卫生单位、医学科研部门等平台从事医疗、预防及科研等方面工作的口腔医学高级专业人才。《"健康中国2030"规划纲要》对中国医疗卫生事业发展和医学人才培养做出了重要部署。如何提高口腔医学专业本科生职业发展与就业指导质量,培养出既有扎实系统口腔医学专业知识、较强临床工作能力、严谨临床诊疗思维,又有较强职业发展和就业规划能力的高质量口腔医学专业本科生,是实现"健康中国"战略目标亟待解决的问题。因此,结合口腔医学专业的特点,将职业生涯规划贯穿整个大学时期,是提升学生自身综合素质和核心竞争力的重要手段,也是培养适应当下社会发展需求的专业人才的新模式。

➡➡ 口腔医学生的核心岗位胜任力

胜任力最早由哈佛大学教授戴维·麦克利兰(David McClelland)于1973年提出,指在工作中将优秀者与普通者区分开的个体特征。从培养口腔医学生的角度看,胜任力可以概括为口腔医学生在毕业之后的某个特定工作岗位、组织环境和文化氛围中的绩优者所具备的可客观衡量的个体特征,以及由此产生的可预测的、指向绩效的行为特征,是判断一名学生是否能够胜任未来工作的特质之一。口腔医学这门实践性强、岗位特殊的学科,对胜任力有更高的需求。口腔医学生的核心岗位胜任力大致可分为三个层面:一是表现在外的表面层,体现在口腔专业知识技能、思维集中力、收集信息的能力等,这些知识、能力与行为较易被培养和评价;二是潜在层,如发散型思维、挑战风险的意愿与能力、承受挫折的能力等,这些能力相对不易被挖掘与感知,被认为是人的"潜能";三是存在于潜在层与表面层之间的中间层,中间层的胜任力介

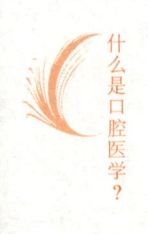

于表象和潜能之间,包括口腔医学生的创新和创造能力、实践能力、人际交往能力等。其中创新能力、实践能力和人文素养是口腔医学生胜任力最重要的三个要素。

✤✤ 口腔医学生的创新能力

创新型口腔医学人才培养是新时代背景下口腔医学教育的迫切需要,口腔医学强调实际操作和动手能力,从本科阶段就开始注重培养学生的科研创新能力,形成基础理论与科研创新的有机结合,可为未来临床工作奠定良好基础。例如,龋病作为口腔的常见病和多发病,其防治历史可以追溯到唐代《新修本草》中关于银膏补牙的记载,汉代《金匮要略》中有使用雄黄治疗小儿龋痛的论述。随着口腔材料与技术的不断发展更新,龋病充填材料从银汞合金向复合树脂、全瓷材料不断改善和丰富,龋病治疗从脚机、电动机发展到涡轮机、超声设备、激光治疗机等先进设备,极大地减轻了患者治疗过程中的痛苦。此外,随着科学研究的不断深入,龋病病因学说从化学细菌学说发展到四联因素、生态病因学说,人们对龋病的认识不断加深,龋病的防治任务仍任重道远。因此,科研创新精神是口腔医学生必须具备的能力,应该在本科阶段逐步渗透和培养,并伴随口腔医师职业生涯的全过程。

❖❖ 口腔医学生的实践能力

口腔医学是一门具有较强科学性、实践性、综合性和技巧性的临床医学学科，要求学生不仅要掌握扎实、稳固的基础理论知识，更要具备熟练的临床操作技能及诊疗思维。在本科低年级阶段，学生应尽早接触口腔临床课程，对所学专业形成初步认识，根据自我情况设立专业定位，确立职业规划，对将来所从事的专业做好充分心理准备，有利于将来更好、更快地融入工作岗位。在本科高年级阶段，学生要以提高岗位胜任力、适应临床需求为目标，加强医患沟通技巧、问诊方式及诊疗思维的训练，细化口腔基本检查、临床操作及病历书写等细节。通过实习动手操作，将专业理论知识转化为临床技能，增强自身临床实践能力。同时还应积极参与科室临床病例讨论，通过不同病例的积累，对所学专业知识做到融会贯通、举一反三。

❖❖ 口腔医学生的人文素养

医学具有人文科学性质和自然科学性质双重属性。医学生人文素养是现代医学模式和医学发展的内在要求，是医学卫生事业发展的迫切需要。加强口腔医学生的人文素养，是我国精神文明建设和口腔医疗卫生事业

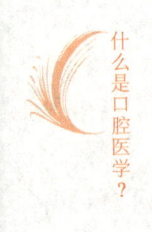

发展的需要。培育人文素养需要多种形式和途径,如文化知识传承、人文环境熏陶、社会实践活动、政策制度规约等。口腔医学生在本科阶段应积极参与人文活动,弘扬社会主义核心价值观,营造良好的学风和校风;在临床实习过程中,将已积累的人文社会科学知识融入医院文化环境,加强人文修养,接受、尊重和主动关爱患者,培养爱伤意识和医患沟通能力,树立和巩固"敬佑生命、救死扶伤、甘于奉献、大爱无疆"的医者精神;在社会实践活动中,积极参加学校义诊、社区义诊、"爱牙日"等实践活动,一方面可以加深学生对口腔疾病的认识,另一方面也可以锻炼学生自身的沟通交流技巧,增强其社会责任感和使命感。

➡➡ 口腔医学生的职业生涯规划

大学本科阶段是口腔医学生专业知识的启蒙阶段,也是从学生转变为医生的重要阶段。职业生涯规划的重要意义在于帮助口腔医学生正确认识自己,明确发展方向,更加合理地安排大学阶段的学习生活,发掘自我潜能,提升就业能力。因此,如何做好职业生涯规划,对口腔医学生的职业发展至关重要。职业生涯规划的制定包括自我认知、职业认知、确定目标、制订计划、修正评估五个步骤。

✦✦ 自我认知

自我认知是在充分认识自己、了解自己的基础上对自己做出的全面分析，主要包括对个人的职业需求、兴趣爱好、性格能力等方面，将兴趣与能力相结合，最终实现个人与职业相匹配的目标。自我认知可以通过职业生涯测评来实现，也可以结合家人、同学、老师对自己的评价进行更全面、客观地自我评估。

✦✦ 职业认知

职业认知要求充分认识个人外部环境及社会职业环境，对社会职业的认知包括职业分类与特点、目标地域、目标行业发展状况等。口腔医学专业的社会背景、影响因素及发展现状是口腔医学生在进行职业规划过程中需要了解的重要内容。

✦✦ 确定目标

职业生涯目标是指个人在选定的职业领域内，在未来时点上所要达到的具体目标，这是制定职业生涯规划的核心和基础。职业生涯规划目标的确定以具体性、可衡量、可完成、有价值、时限性为原则，对职业生涯不同阶段的目标进行分解与组合是实现职业生涯发展总体目标的必要途径。

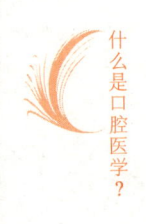

✤✤ 制订计划

一旦确定了职业目标,接下来就需要制订具体详细的行动计划并落到实处,才能有聚沙成塔的效果,主要包括职业生涯路线选择和采取各种职业生涯发展策略。职业生涯路线是依据"现在的我"与"明天的我"之间的差距选择的,包括实现目标的具体任务和时间,完成任务的标准,采取具体可行的措施,等等。而职业生涯发展策略就是指实现职业生涯目标而采取的各项措施,包括学习与培训策略、人际关系策略、工作策略和工作家庭平衡策略。例如,在口腔专业理论知识方面,计划学习哪些方面的知识,通过什么方式进行学习;在实践技能方面,如何提高自身的动手操作能力,选择哪些实践训练;在人文素养方面,如何提升自身医患沟通能力;等等。这些都需要制订相应的计划,明确具体的措施,向着职业目标步步迈进。

✤✤ 修正评估

俗话说"计划赶不上变化",在制定职业生涯规划过程中,有的变化因素可以预测,而有的变化因素难以预测。因此,职业生涯规划如要行之有效,就需要不断根据实际情况,适时适度地对职业生涯规划进行修正和评估。

需要修正和评估的内容包括职业目标的修正、职业选择的调整、职业路线的改变及职业生涯策略的调整等。

▶▶ 路漫漫其修远兮

初入社会,毕业生很可能不知道自己会遇到什么挑战,也无法从教师那里得到答案,而是需要独自思考解决问题的办法。从大学的"象牙塔"走进社会的"荒野",长路漫漫,需要披荆斩棘、不断求索、积极适应,为自身融入社会、接纳社会做好心理、生理与能力上的充分准备。

2024届高校毕业生总规模为1 179万人,数量规模再创新高,就业形势复杂严峻。大学生的社会适应能力受到社会重点关注。适应社会是大学生离开课堂走向社会的基本素质,高校实行多元化培养方案的同时,也需要指导学生走出校园的舒适圈去承担社会责任与义务。社会适应需要学生在学习环境、生活方式、人际交往、道德准则上做出适应性和匹配性的改变,更考验学生的心理素质、情绪调控能力和环境适应能力。目前大学生毕业走向工作岗位后,有时不能根据社会环境的变化调整自己的心态,显现出不同程度的适应困难,主要表现在以下三个方面:(1)缺乏社会实践机会,学生不能对社会的具

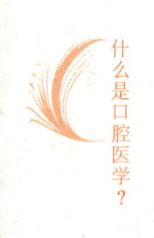

体情况产生清晰认知,也不能了解自身应提升哪方面的技能来满足社会需求;(2)高校环境相对单纯,人际关系比较简单,在步入社会之后,大学生会遇到诸多挫折和困难,使得他们对自我认知产生怀疑,严重的还会影响心理健康,不利于学生的职业发展;(3)学生缺乏就业创业课程指导,缺乏职业生涯规划和创新创业思维能力,未能切实体验未来的工作状态。

基于健康中国新战略、国际竞争新形势、立德树人新要求,在"双一流"旗帜下,为缓解大学生就业压力,实现"新医科"建设背景下高等医学教育的长远目标,需要从就业能力、心理健康两个方面提升口腔医学生的社会适应能力。

在就业能力方面,首先,应培养自己的主人翁意识,提升学业成效和自我能动性,使自己在就业中拥有核心竞争力。其次,应积极参加社会实践活动,从多方面增强自身综合素养,提升针对突发事件的应变能力,并通过积极融入社会的方法加强对社会认知力的把握能力,学习为人处世的道理。最后,学会充分利用网络信息资源,杜绝过度依赖手机行为,合理运用网络知识了解就业背景、维护人际关系等。

在心理健康方面，应强化心理素质和思想认知教育，增强爱国情怀、社会责任感和奉献精神，对自己和所处社会环境有充分的了解；积极参与社会义诊服务，通过感知社会实践中的苦难和幸福感，培养自己的社会认知力；加强与老师、父母及同学的日常沟通，及时疏导心理问题，通过自身调节和外界帮助培养积极、乐观的情绪，强化心理韧性。

▶▶ 青出于蓝而胜于蓝

纵观医学发展史，每一次重大理论的形成和科学发现都会对医学发展和人类健康产生极大的推动作用。随着科学技术和医学的发展，不断出现的创新成果对人类寿命的延长、生活品质的提高和生活方式的改善都产生了深远影响。口腔医学专业领域的创新对整个医学的发展起着举足轻重的作用。人类发展需要创新，口腔医学领域的发展更离不开创新。

➡➡ 创造力与口腔医学发展

口腔医学与人类健康息息相关，我国古书《素问》就记载了关于口腔疾病与全身关系的论述。事实上，中国古代在口腔医学领域也有"四大发明"，即银汞补牙、蟾蜍

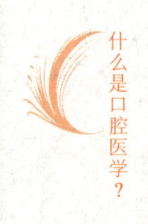

术杀牙髓神经、唇裂缝合和牙刷。中国口腔医学博物馆展示了我国口腔医学方面的古书——东汉"医圣"张仲景所著的《金匮要略》，最早用文字形式记录了口腔疾病治疗方法。1528年，明朝薛己撰写的世界上第一部口腔医学专著《口齿类要》，比世界公认的牙医之父——皮埃尔·福查所著的《外科牙医学》早了约200年。1617年，明朝陈实功所著的《外科正宗》第55卷有齿病的详细介绍。这些著作都显示出我国古代口腔医学的发展在世界上遥遥领先，而这离不开古人独特非凡的创造力。

在数字化浪潮下，现代口腔医学发展成为近年来医疗行业高速发展的细分赛道之一。口腔医学呈现高速发展态势，这种增长与中国经济水平的提高、国民口腔保健意识的增强息息相关。在这样的背景下，全年龄段人群对口腔健康的需求不断增长。数字化技术的加速渗透为口腔医学行业发展带来了一系列创新与变革。从最早的锤造冠到全瓷冠，到数字化切削技术，从5G、云计算、大数据、人工智能等技术的发展，再到民众对口腔健康、对数字化医疗接受度的提高，这些都为口腔医学的创新发展提供了有力支撑。

从古至今，口腔医学的发展离不开科学技术的进步，离不开口腔先驱们一次次开拓性的创造与革新。随着以人工智能、虚拟现实、机器人及生物技术为突破口的技术革命悄然来袭，智能技术作为新一代信息技术改变的引擎，势必愈发深刻地影响着社会发展的方方面面。以人工智能为代表的新一轮科技革命推动了口腔医学发展进入新阶段，其创造力和影响力给口腔医学发展带来了颠覆性变革。

➡➡ 创造性思维的培养

随着人工智能时代的到来，我国培养人才的要求从专才变成了博才，基于健康中国新战略，探索多学科交叉融合的"新医科"人才培养体系是中国医学教育的现实需求，加强"口腔医学＋"复合型高层次人才培养改革，是推动健康中国和医学发展的重要使命。这就要求高校大学生具备鲜明的个性、深谋远虑的危机防范意识、强烈的竞争意识、敢于超越权威的向上精神、灵活的处世态度、积极的合作意识及很强的创造能力。针对以上特质，拥有创造性思维是重要前提，这是提高大学生创造力的必由之路。

✧✧ 培养创造性思维的三个特质

知识储备量大。口腔医学的高度职业化教育使学生在学习过程中比较重视专业学习，对其他领域的关注相

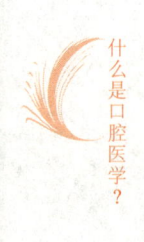

对较少。而创造性思维需要丰富的知识作为基础，也需要学生发挥自身学习的主动性。口腔医学教育的专业知识内容繁多，学生几乎无暇顾及其他学科内容的学习，这将导致学生知识面较窄，不利于创造性思维的培养。创造性思维的培养基于知识量的储备，这里知识的界定需要有更深的思考，它不仅包含了单学科的知识点和关键点，还包含了其他学科的知识框架、思维方式和具体内容。复合型口腔医学人才的强大知识基础能够让其在多个领域看得更远、更广，思考得更迅速、全面，将知识连接得更紧密、细致。

极强的好奇心和丰富的想象力。无论在完成任务还是在学习过程中，极强的好奇心和丰富的想象力都可以使学生持续不断地产生创意；同时，还能提升其看待问题和思考问题的深度和广度。好奇心需要刻意培养，而想象力则需要一定的知识储备，它们建立在学生以往认知的基础上。引导学生对事物保持好奇心，寻找事物之间的联系，善于提问，保持学习的心态，然后再通过想象力将知识串联起来，创造性思维便有了初步的模型。

持之以恒的价值取向。学生在实验实践、临床实习过程中，常常会遇到不同的困难，需要遵循坚定的目标，及时调整并保持良好的心态。学生在培养创造性思维时，不能急功近利、盲目跟风，需要反复斟酌，保持初心，持之以恒地不断探索、修正、提升目标设定，最终才能实现价值最大化。

❖❖ 培养创造性思维的思考

坚持问题导向、发现问题、研究问题、解决问题。马克思说过，"问题就是时代的口号"。在老师的引导下，学生应深入实际发现新问题、新矛盾，以问题为导向，自行弄清楚问题。在这个过程中，形成自己对问题的新认识，拿出新方法，提出新建议，拓展思路、拓宽眼界，从而使自身的创造性思维能力得以提升。

拆除默认前提和预设。大多数时候，学生会习惯性走入思维定式，并给问题施加过多默认前提和预设。拆除这些预设，不被习惯性思维束缚是解放大脑、激发创新意识的重要前提。聚光灯效应让有的学生只关注眼前明显的事实，但擅长创造性思考的学生则热衷于挖掘隐于深处的设想。在培养创造性思维的过程中，学生要学会思考自己接受了哪些预设，并质疑它们、挑战它们，为创造出更多好想法制造土壤。在识别和拆除了惯性思维和预设前提后，一个有效激发创造性思维的方法就是头脑

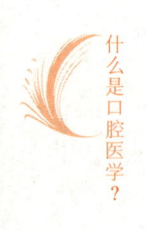

风暴。头脑风暴可以使学生的思维充分活跃和涌动,帮助学生在讨论的过程中产生更多的新想法。

注重知识库的搭建和积累。激发创造性思维更为重要的是日常的积累。创新和灵感并非无中生有,而是实践中的经验积累,过往的思考、读过的文献都可以在课堂交流或课下讨论时成为灵感知识储备的素材库。学生应及时做好素材库的记录和整理归类,比如思考某个创意是如何产生的,与当下情境有无相似之处,等等。当学生有意识地去观察和参与学习时,会看到更多平时被忽略的内容,勤学好思才能拥有创造性思维。

▶▶ 扶摇直上九万里

随着我国口腔医学的迅速发展和医疗卫生体制改革的不断深入,各种类型口腔医疗机构的社会需求不断增加,民营和社区口腔门诊蓬勃发展,其医疗服务水平不断提高。在创新驱动发展、创业焕发生机的时代背景下,在我国口腔医疗服务体制多元发展的生态环境下,公共口腔卫生和口腔医疗服务管理如何改革发展、与时俱进,是关系大众口腔健康的关键问题,也是值得口腔医学生勇于开拓、深入探索的重要方向。

➡➡ 口腔门诊开业准备

随着我国高等教育的普及，面对严峻的就业形势，"先就业，后创业"成为当今口腔医学生新的就业观和创业观。口腔医学是长线专业，刚刚走出校门的口腔医学生对即将从事的口腔医疗工作还很陌生，对自身价值的认识也较模糊，通过先就业积累一定的口腔医疗工作经验和投资财力，在思想发展成熟以后再考虑创业，或许是不错的选择。未来口腔医师就业将面临两个发展趋势。其一，国有医疗机构的战略调整和体制创新将使原来医疗机构吸收的大量口腔医师逐步走向社会，这势必会使大批口腔医师进入市场，寻找新的工作。其二，户籍制度和劳动人事制度的改革，将促使大量的口腔医师从事流动性工作。这些趋势的发展，将进一步增加就业的压力，就业岗位的竞争将更加激烈。如果不开拓进取，寻求更大的发展空间，部分口腔医师将面临被社会淘汰的危险。就业是口腔医师与具体化的医疗机构建立的关系；创业是去开创口腔诊所。创业不仅可以实现自我就业，而且还可以创造更多的就业岗位，取得更大的效益。

然而，开办口腔诊所不仅需要具备口腔专业知识，还要求具备人文知识和管理知识。开办口腔诊所至少还需

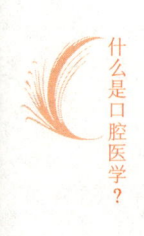

要具备四个条件：第一，良好的服务态度；第二，良好的医疗水平；第三，合理的收费标准；第四，舒适的就医环境。市场经济规律要求经营口腔诊所的口腔医师在开展医疗服务工作的同时，还必须是一位具备商业经济思维的管理者。树立医疗服务理念、塑造口腔诊所形象、建立独特的企业文化、加强成本核算管理、建立人事财务制度、完善诊所规章制度、严格员工奖惩条例，以标准化、科学化、数字化、人性化的管理实现口腔诊所的全方位服务。一份精心策划的开业计划是口腔诊所开业成功的关键。当我们准备经营一间口腔诊所时，必须对涉及口腔诊所开业的所有问题进行安排。在筹建各种类型的口腔诊所的过程中，都会面临选择地址、基础工程、能源供给、设备购置与安装调试乃至社会环境等诸多复杂的问题。卓越的临床技术是前提，优质的服务标准是保障，再配合恰当及周详的开业计划，成功必可在望。口腔诊所开业计划的准备过程，一般可分为以下步骤：

❖❖ 基本目标的设定

对于长期战略目标的设定，包括经营方针、经营形态、开业时间、营业目标、利益目标、口腔诊所规模等的设定。

✥✥ **前提条件的整理**

提出具体开业计划方案之前,应将有关的基本前提条件加以整理、确认。口腔诊所开业计划所需要的数据基础都有赖于所在地区口腔医疗服务市场调查的实施和执行。

✥✥ **具体内容的立案**

一间口腔诊所只有确定了开业计划,才能够稳步前进。必须配合经营面与建设面的相关部分做一个具体计划,内容主要包括:(1)基本的营业计划。市场目标、诊所形象、年度营业目标、室内规划、设备构成、采购系统等基本数值的设定。(2)组织人员计划。口腔诊所各部门组织系统及业务内容,各部门编制人数的设定。(3)附属设施计划。如停车场、消毒配送中心、员工宿舍等各项必要附属设施的设想。(4)土地、建筑物取得计划。口腔诊所及附属设施的外形、规模、取得方法、取得时期、取得费用等的设定。(5)装修计划。口腔诊所及附属设施的外形、规模、基本设计图、装修费、装修工程进度等项目。

✥✥ **投资方案的设想**

对各个计划内容所必须使用资金的评估、收入与支出的预算、资金运用方案等进行分析,并拟定年度收支计

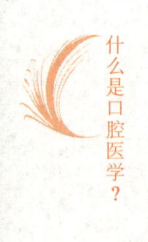

划及资金计划。在精心绘制口腔诊所蓝图时,口腔医师必须考虑到口腔诊所目前与将来的经济状况,确定当前的需求。

✥✥ 实施组织的设定

为确保开业计划的顺利实施,对于筹备人员的组成,要编订组织及责任分担内容。

✥✥ 实施计划的调整

依据各个计划内容及实施进度情况,为保证相互间的配合与联系及效果的发挥,应编制总体实施进度表。

✥✥ 效果的评估检核

这是对整个立案过程进行投资评估,做出投资意向决定十分重要的步骤,其检核的内容重点包括:(1)整个计划立案内容可行性的检核,尤其针对收益性应予以特别注意。(2)此投资对口腔诊所经营可能产生的效果与影响的检核。(3)对于口腔诊所开业实施乃至开业以后,若遭遇损失之际,对口腔诊所可能产生影响的检核。

➡➡ 相关政策法规

✥✥ 口腔执业医师资格考试制度

我国实施口腔执业医师资格考试制度,每年举行一次考试。在《中华人民共和国医师法》实施后，只有通过国家口腔执业医师资格考试方可取得口腔执业医师资格。口腔执业医师资格考试也是世界各国普遍采用的口腔执业医师资格认定形式。口腔执业医师资格考试测试和评价从事口腔医师工作的人员是否具备必需的基本知识、基本理论和是否满足基本技能的要求，是一个执业资格和行业准入性质的考试，也是具有执法性质的考试。它是口腔医师执业注册的先决条件之一，也是卫生行政部门依法管理口腔医师行业的重要措施。

口腔医师行业准入制度的实施可分为五个环节，即报名资格审定、实践技能考试、综合笔试、口腔医师资格认定和执业注册。其中，前三个环节的目的是获取执业（助理）口腔医师资格，持有执业（助理）口腔医师资格证书者被合法的医疗机构聘用，并经卫生行政部门注册后，方可在规定范围内开展口腔医疗活动或其他口腔卫生服务。

✦✦ 口腔医师执业注册

依据《中华人民共和国医师法》《医师执业注册管理办法》，在区卫生行政部门执业登记的医疗、保健机构及同级预防机构中执业的有执业口腔医师或助理口腔医师

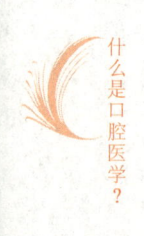

资格的人员，在执业前必须向区卫生行政部门申请注册。区卫生行政部门收到注册申请之日起30日内，对申请人提交的申请材料进行审核。审核合格的，予以注册，并颁发医师执业证书。《医师执业注册管理办法》规定，医师经注册取得医师执业证书后，方可按照注册的执业地点、执业类别、执业范围，从事相应的医疗、预防、保健活动。执业地点是指医师执业的医疗、预防、保健机构及其登记注册的地址。执业类别是指临床、中医（包括中医、民族医和中西医结合）、口腔、公共卫生。未经注册取得医师执业证书者，不得从事医疗、预防、保健活动。

❖❖ 口腔诊所备案

为推动诊所健康发展，国家卫生健康委于2019年会同有关部门在北京、上海等10个试点城市组织开展了促进诊所发展试点工作，将诊所由设置审批改为备案管理，同时鼓励非试点省份和城市开展诊所改革和发展试点工作。在充分总结试点经验基础上，国家卫生健康委会同国家中医药管理局制定了《诊所备案管理暂行办法》。同时积极推动修订《医疗机构管理条例》涉及诊所备案的部分条款。《医疗机构管理条例》第十四条明确规定："医疗机构执业，必须进行登记，领取《医疗机构执业许可证》；

诊所按照国务院卫生行政部门的规定向所在地的县级人民政府卫生行政部门备案后，可以执业。"

《诊所备案管理暂行办法》对诊所备案制度的要求，尽管比审批制的准入门槛降低了很多，但仍然对诊所备案提出了一系列要求：单位或者个人设置诊所应当报拟设置诊所所在地县级人民政府卫生健康行政部门备案，取得诊所备案凭证后即可开展执业活动。个人设置诊所的，须经注册后在医疗卫生机构中执业满五年；单位设置诊所的，诊所主要负责人应当符合上述要求。县级人民政府卫生健康行政部门收到备案材料后，对材料齐全且符合备案要求的予以备案，当场发放诊所备案凭证；材料不全或者不符合备案要求的，应当当场或者在收到备案材料之日起5日内一次性告知备案人需要补正的全部材料。县级人民政府卫生健康行政部门应当对新设置的诊所自发放诊所备案凭证之日起45日内进行现场核查。符合条件后，还需要到当地工商行政部门申请营业执照，进行税务登记和银行开户等手续。以上步骤共同构成了开设口腔诊所的主要流程，确保口腔诊所能够合法运营。

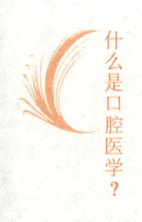

参考文献

[1] 周学东. 牙体牙髓病学 [M]. 5 版. 北京：人民卫生出版社，2020.

[2] 孟焕新. 牙周病学 [M]. 5 版. 北京：人民卫生出版社，2020.

[3] 陈谦明. 口腔黏膜病学 [M]. 5 版. 北京：人民卫生出版社，2020.

[4] 冯希平. 口腔预防医学 [M]. 7 版. 北京：人民卫生出版社，2020.

[5] 葛立宏. 儿童口腔医学 [M]. 5 版. 北京：人民卫生出版社，2020.

[6] 张志愿. 口腔颌面外科学 [M]. 8 版. 北京：人民卫生出版社，2020.

[7] 石冰,傅豫川,尹宁北,等.唇腭裂序列治疗与关键技术的应用[J].华西口腔医学杂志.2017,35(01):8-17.

[8] 赵铱民.口腔修复学[M].8版.北京:人民卫生出版社,2020.

[9] 赵志河.口腔正畸学[M].7版.北京:人民卫生出版社,2020.

[10] 何三纲.口腔解剖生理学[M].8版.北京:人民卫生出版社,2020.

[11] 高岩.口腔组织病理学[M].8版.北京:人民卫生出版社,2020.

[12] 唐闻捷,王占岳.医学生职业生涯规划与发展[M].杭州:浙江大学出版社,2013.

[13] 张凌琳,于海洋,叶玲,等.以胜任力为导向的口腔医学本科生精英培养模式探究[J].华西口腔医学杂志.2013,31(01):104-106.

[14] 陈江,张雨晴.现代口腔美学因素分析[J].口腔医学研究.2018,34(10):1033-1037.

[15] 李刚.口腔诊所开业准备[M].2版.北京:人民卫生出版社,2013.

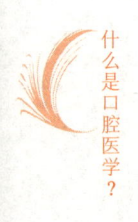

后 记

随着人们生活水平的提高，人们对口腔健康越来越重视，对口腔医学也越来越关注。但是，大多数朋友对口腔医学仅有非常初步的认识，亟须一本涵盖口腔医学方方面面的科普书籍来答疑解惑，同时吸引更多年轻从业者，这是本书编写的初衷。

本书系统介绍了口腔医学的历史沿革、学科范畴、医学教育和人才培养，层层深入地介绍了口腔医学的丰富学科内涵。希望读者朋友们能够了解口腔医学历史的源远流长、口腔医学内容的丰富多彩、口腔医师成长的上下求索。

在编写过程中，我们得到了专家同仁和社会各界友人的帮助和支持。他们给本书提出了许多非常重要的编写建议。在此，我们深表感谢！

尽管我们努力做到认真细致，但难免存在疏漏或不妥之处，敬请广大读者批评指正，并提出宝贵意见。

编　者

2024 年 9 月

"走进大学"丛书书目

什么是地质？	殷长春	吉林大学地球探测科学与技术学院教授（作序）
	曾　勇	中国矿业大学资源与地球科学学院教授
		首届国家级普通高校教学名师
	刘志新	中国矿业大学资源与地球科学学院副院长、教授
什么是物理学？	孙　平	山东师范大学物理与电子科学学院教授
	李　健	山东师范大学物理与电子科学学院教授
什么是化学？	陶胜洋	大连理工大学化工学院副院长、教授
	王玉超	大连理工大学化工学院副教授
	张利静	大连理工大学化工学院副教授
什么是数学？	梁　进	同济大学数学科学学院教授
什么是统计学？	王兆军	南开大学统计与数据科学学院执行院长、教授
什么是大气科学？	黄建平	中国科学院院士
		国家杰出青年科学基金获得者
	刘玉芝	兰州大学大气科学学院教授
	张国龙	兰州大学西部生态安全协同创新中心工程师
什么是生物科学？	赵　帅	广西大学亚热带农业生物资源保护与利用国家重点实验室副研究员
	赵心清	上海交通大学微生物代谢国家重点实验室教授
	冯家勋	广西大学亚热带农业生物资源保护与利用国家重点实验室二级教授
什么是地理学？	段玉山	华东师范大学地理科学学院教授
	张佳琦	华东师范大学地理科学学院讲师
什么是机械？	邓宗全	中国工程院院士
		哈尔滨工业大学机电工程学院教授（作序）
	王德伦	大连理工大学机械工程学院教授
		全国机械原理教学研究会理事长
什么是材料？	赵　杰	大连理工大学材料科学与工程学院教授

什么是金属材料工程?
　　　　　　　　王　清　　大连理工大学材料科学与工程学院教授
　　　　　　　　李佳艳　　大连理工大学材料科学与工程学院副教授
　　　　　　　　董红刚　　大连理工大学材料科学与工程学院党委书记、教授(主审)
　　　　　　　　陈国清　　大连理工大学材料科学与工程学院副院长、教授(主审)
什么是功能材料?
　　　　　　　　李晓娜　　大连理工大学材料科学与工程学院教授
　　　　　　　　董红刚　　大连理工大学材料科学与工程学院党委书记、教授(主审)
　　　　　　　　陈国清　　大连理工大学材料科学与工程学院副院长、教授(主审)
什么是自动化?　王　伟　　大连理工大学控制科学与工程学院教授
　　　　　　　　　　　　　国家杰出青年科学基金获得者(主审)
　　　　　　　　王宏伟　　大连理工大学控制科学与工程学院教授
　　　　　　　　王　东　　大连理工大学控制科学与工程学院教授
　　　　　　　　夏　浩　　大连理工大学控制科学与工程学院院长、教授
什么是计算机?　嵩　天　　北京理工大学网络空间安全学院副院长、教授
什么是网络安全?
　　　　　　　　杨义先　　北京邮电大学网络空间安全学院教授
　　　　　　　　钮心忻　　北京邮电大学网络空间安全学院教授
什么是人工智能?江　贺　　大连理工大学人工智能大连研究院院长、教授
　　　　　　　　　　　　　国家优秀青年科学基金获得者
　　　　　　　　任志磊　　大连理工大学软件学院教授
什么是土木工程?
　　　　　　　　李宏男　　大连理工大学土木工程学院教授
　　　　　　　　　　　　　国家杰出青年科学基金获得者
什么是水利?　　张　弛　　大连理工大学建设工程学部部长、教授
　　　　　　　　　　　　　国家杰出青年科学基金获得者
什么是化学工程?
　　　　　　　　贺高红　　大连理工大学化工学院教授
　　　　　　　　　　　　　国家杰出青年科学基金获得者
　　　　　　　　李祥村　　大连理工大学化工学院副教授
什么是矿业?　　万志军　　中国矿业大学矿业工程学院副院长、教授
　　　　　　　　　　　　　入选教育部"新世纪优秀人才支持计划"
什么是纺织?　　伏广伟　　中国纺织工程学会理事长(作序)
　　　　　　　　郑来久　　大连工业大学纺织与材料工程学院二级教授

什么是轻工？	石　碧	中国工程院院士
		四川大学轻纺与食品学院教授（作序）
	平清伟	大连工业大学轻工与化学工程学院教授
什么是海洋工程？		
	柳淑学	大连理工大学水利工程学院研究员
		入选教育部"新世纪优秀人才支持计划"
	李金宣	大连理工大学水利工程学院副教授
什么是海洋科学？		
	管长龙	中国海洋大学海洋与大气学院名誉院长、教授
什么是船舶与海洋工程？		
	张桂勇	大连理工大学船舶工程学院院长、教授
		国家杰出青年科学基金获得者
	汪　骥	大连理工大学船舶工程学院副院长、教授
什么是航空航天？		
	万志强	北京航空航天大学航空科学与工程学院副院长、教授
	杨　超	北京航空航天大学航空科学与工程学院教授
		入选教育部"新世纪优秀人才支持计划"
什么是生物医学工程？		
	万遂人	东南大学生物科学与医学工程学院教授
		中国生物医学工程学会副理事长（作序）
	邱天爽	大连理工大学生物医学工程学院教授
	刘　蓉	大连理工大学生物医学工程学院副教授
	齐莉萍	大连理工大学生物医学工程学院副教授
什么是食品科学与工程？		
	朱蓓薇	中国工程院院士
		大连工业大学食品学院教授
什么是建筑？	齐　康	中国科学院院士
		东南大学建筑研究所所长、教授（作序）
	唐　建	大连理工大学建筑与艺术学院院长、教授
什么是生物工程？	贾凌云	大连理工大学生物工程学院院长、教授
		入选教育部"新世纪优秀人才支持计划"
	袁文杰	大连理工大学生物工程学院副院长、副教授

什么是物流管理与工程？		
	刘志学	华中科技大学管理学院二级教授、博士生导师
	刘伟华	天津大学运营与供应链管理系主任、讲席教授、博士生导师
		国家级青年人才计划入选者
什么是哲学？	林德宏	南京大学哲学系教授
		南京大学人文社会科学荣誉资深教授
	刘　鹏	南京大学哲学系副主任、副教授
什么是经济学？	原毅军	大连理工大学经济管理学院教授
什么是数字贸易？		
	马述忠	浙江大学中国数字贸易研究院院长、教授（作序）
	王群伟	南京航空航天大学经济与管理学院院长、教授
	马晓平	南京航空航天大学经济与管理学院副教授
什么是经济与贸易？		
	黄卫平	中国人民大学经济学院原院长
		中国人民大学教授（主审）
	黄　剑	中国人民大学经济学博士暨世界经济研究中心研究员
什么是社会学？	张建明	中国人民大学党委原常务副书记、教授（作序）
	陈劲松	中国人民大学社会与人口学院教授
	仲婧然	中国人民大学社会与人口学院博士研究生
	陈含章	中国人民大学社会与人口学院硕士研究生
什么是民族学？	南文渊	大连民族大学东北少数民族研究院教授
什么是公安学？	靳高风	中国人民公安大学犯罪学学院院长、教授
	李姝音	中国人民公安大学犯罪学学院副教授
什么是法学？	陈柏峰	中南财经政法大学法学院院长、教授
		第九届"全国杰出青年法学家"
什么是教育学？	孙阳春	大连理工大学高等教育研究院教授
	林　杰	大连理工大学高等教育研究院副教授
什么是小学教育？	刘　慧	首都师范大学初等教育学院教授
什么是体育学？	于素梅	中国教育科学研究院体育美育教育研究所副所长、研究员
	王昌友	怀化学院体育与健康学院副教授
什么是心理学？	李　焰	清华大学学生心理发展指导中心主任、教授（主审）
	于　晶	辽宁师范大学教育学院教授

什么是中国语言文学？
　　　　　　赵小琪　广东培正学院人文学院特聘教授
　　　　　　　　　　武汉大学文学院教授
　　　　　　谭元亨　华南理工大学新闻与传播学院二级教授
什么是新闻传播学？
　　　　　　陈力丹　四川大学讲席教授
　　　　　　　　　　中国人民大学荣誉一级教授
　　　　　　陈俊妮　中央民族大学新闻与传播学院副教授
什么是历史学？张耕华　华东师范大学历史学系教授
什么是林学？　张凌云　北京林业大学林学院教授
　　　　　　张新娜　北京林业大学林学院副教授
什么是动物医学？
　　　　　　陈启军　沈阳农业大学校长、教授
　　　　　　　　　　国家杰出青年科学基金获得者
　　　　　　　　　　"新世纪百千万人才工程"国家级人选
　　　　　　高维凡　曾任沈阳农业大学动物科学与医学学院副教授
　　　　　　吴长德　沈阳农业大学动物科学与医学学院教授
　　　　　　姜　宁　沈阳农业大学动物科学与医学学院教授
什么是农学？　陈温福　中国工程院院士
　　　　　　　　　　沈阳农业大学农学院教授（主审）
　　　　　　于海秋　沈阳农业大学农学院院长、教授
　　　　　　周宇飞　沈阳农业大学农学院副教授
　　　　　　徐正进　沈阳农业大学农学院教授
什么是植物生产？
　　　　　　李天来　中国工程院院士
　　　　　　　　　　沈阳农业大学园艺学院教授
什么是医学？　任守双　哈尔滨医科大学马克思主义学院教授
什么是中医学？贾春华　北京中医药大学中医学院教授
　　　　　　李　湛　北京中医药大学岐黄国医班（九年制）博士研究生
什么是法医学？丛　斌　中国工程院院士
　　　　　　　　　　河北医科大学法医学院院长、教授
　　　　　　李淑瑾　河北医科大学法医学院常务副院长、教授
什么是口腔医学？
　　　　　　韩向龙　四川大学华西口腔医学院院长、教授（主审）
　　　　　　张凌琳　四川大学华西口腔医学院口腔内科学系主任、教授

什么是公共卫生与预防医学？
     刘剑君 中国疾病预防控制中心副主任、研究生院执行院长
     刘 珏 北京大学公共卫生学院研究员
     么鸿雁 中国疾病预防控制中心研究员
     张 晖 全国科学技术名词审定委员会事务中心副主任
什么是药学？ 尤启冬 中国药科大学药学院教授
     郭小可 中国药科大学药学院副教授
什么是护理学？ 姜安丽 海军军医大学护理学院教授
     周兰姝 海军军医大学护理学院教授
     刘 霖 海军军医大学护理学院副教授
什么是管理学？ 齐丽云 大连理工大学经济管理学院副教授
     汪克夷 大连理工大学经济管理学院教授
什么是图书情报与档案管理？
     李 刚 南京大学信息管理学院教授
什么是电子商务？ 李 琪 西安交通大学经济与金融学院二级教授
     彭丽芳 厦门大学管理学院教授
什么是工业工程？ 郑 力 清华大学副校长、教授（作序）
     周德群 南京航空航天大学经济与管理学院院长、二级教授
     欧阳林寒 南京航空航天大学经济与管理学院研究员
什么是艺术学？ 梁 玖 北京师范大学艺术与传媒学院教授
什么是戏剧与影视学？
     梁振华 北京师范大学文学院教授、影视编剧、制片人
什么是设计学？ 李砚祖 清华大学美术学院教授
     朱怡芳 中国艺术研究院副研究员
什么是有机化学？
     [英]格雷厄姆·帕特里克（作者）
       西苏格兰大学有机化学和药物化学讲师
     刘 春（译者）
       大连理工大学化工学院教授
     高欣钦（译者）
       大连理工大学化工学院副教授

什么是晶体学？　［英］A. M. 格拉泽（作者）
　　　　　　　　　　牛津大学物理学荣誉教授
　　　　　　　　　　华威大学客座教授
　　　　　　刘　涛（译者）
　　　　　　　　　　大连理工大学化工学院教授
　　　　　　赵　亮（译者）
　　　　　　　　　　大连理工大学化工学院副研究员

什么是三角学？　［加］格伦·范·布鲁梅伦（作者）
　　　　　　　　　　奎斯特大学数学系协调员
　　　　　　　　　　加拿大数学史与哲学学会前主席
　　　　　　雷逢春（译者）
　　　　　　　　　　大连理工大学数学科学学院教授
　　　　　　李风玲（译者）
　　　　　　　　　　大连理工大学数学科学学院教授

什么是对称学？　［英］伊恩·斯图尔特（作者）
　　　　　　　　　　英国皇家学会会员
　　　　　　　　　　华威大学数学专业荣誉教授
　　　　　　刘西民（译者）
　　　　　　　　　　大连理工大学数学科学学院教授
　　　　　　李风玲（译者）
　　　　　　　　　　大连理工大学数学科学学院教授

什么是麻醉学？　［英］艾登·奥唐纳（作者）
　　　　　　　　　　英国皇家麻醉师学院研究员
　　　　　　　　　　澳大利亚和新西兰麻醉师学院研究员
　　　　　　毕聪杰（译者）
　　　　　　　　　　大连理工大学附属中心医院麻醉科副主任、主任医师
　　　　　　　　　　大连市青年才俊

什么是药品？　　［英］莱斯·艾弗森（作者）
　　　　　　　　　　牛津大学药理学系客座教授
　　　　　　　　　　剑桥大学 MRC 神经化学药理学组前主任
　　　　　　程　昉（译者）
　　　　　　　　　　大连理工大学化工学院药学系教授

张立军(译者)
　　　　　大连市第三人民医院主任医师、专业技术二级教授
　　　　　"兴辽英才计划"领军医学名家

什么是哺乳动物？
　　[英]T. S. 肯普(作者)
　　　　　牛津大学圣约翰学院荣誉研究员
　　　　　曾任牛津大学自然历史博物馆动物学系讲师
　　　　　牛津大学动物学藏品馆长
　　田　天(译者)
　　　　　大连理工大学环境学院副教授
　　王鹤霏(译者)
　　　　　国家海洋环境监测中心工程师

什么是兽医学？[英]詹姆斯·耶茨(作者)
　　　　　英国皇家动物保护协会首席兽医官
　　　　　英国皇家兽医学院执业成员、官方兽医
　　马　莉(译者)
　　　　　大连理工大学外国语学院副教授

什么是生物多样性保护？
　　[英]大卫·W. 麦克唐纳(作者)
　　　　　牛津大学野生动物保护研究室主任
　　　　　达尔文咨询委员会主席
　　杨　君(译者)
　　　　　大连理工大学生物工程学院党委书记、教授
　　　　　辽宁省生物实验教学示范中心主任
　　张　正(译者)
　　　　　大连理工大学生物工程学院博士研究生
　　王梓丞(译者)
　　　　　美国俄勒冈州立大学理学院微生物学系学生